Compreender e acolher

Transtorno do Espectro Autista na Infância

Copyright© 2022 by Literare Books International.
Todos os direitos desta edição são reservados
à Literare Books International.

Presidente:
Mauricio Sita

Vice-presidente:
Alessandra Ksenhuck

Projeto gráfico, capa e diagramação:
Gabriel Uchima

Ilustrações:
Washington Rodrigues

Revisão:
Ivani Rezende e Tais Romanelli

Diretora de projetos:
Gleide Santos

Diretora executiva:
Julyana Rosa

Relacionamento com o cliente:
Claudia Pires

Impressão:
Impress

Dados Internacionais de Catalogação na Publicação (CIP)
(eDOC BRASIL, Belo Horizonte/MG)

Kerches, Deborah.
Compreender e acolher / Deborah Kerches. – 2.ed. – São Paulo, SP:
Literare Books International, 2022.
128 p. : il.

ISBN 978-65-5922-496-8

1. Literatura de não-ficção. 2. Autismo. 3. Educação de crianças.
I. Título.
CDD 618.92

Elaborado por Maurício Amormino Júnior – CRB6/2422

Literare Books International Ltda.
Rua Antônio Augusto Covello, 472 – Vila Mariana – São Paulo, SP.
CEP 01550-060
Fone: (0**11) 2659-0968
site: www.literarebooks.com.br
e-mail: contato@literarebooks.com.br

Capítulo 1

Aos pais, cuidadores, educadores, profissionais da saúde e afins: uma breve contextualização

7

Capítulo 2

Sobre o Transtorno do Espectro Autista

13

Capítulo 3

Sinais e características de alerta para o Transtorno do Espectro Autista

19

Capítulo 4

Diagnóstico e Tratamento

41

Agradecimentos

A Deus, por me capacitar para trabalhar com o que amo e pela conclusão de mais um projeto, com o propósito de levar informação às pessoas e ajudar a construir uma sociedade mais inclusiva.

Ao meu pai, que foi um grande homem e médico, meu exemplo e inspiração.

À minha mãe, que sempre foi meu alicerce e meu colo.

À minha avó Dirce, uma guerreira que muito me inspira.

À minha família, especialmente às minhas filhas, Gabriella e Manuella, que sempre me apoiam e tornam os meus dias mais leves e coloridos. Amo vocês!

Aos meus queridos pacientes – crianças e adolescentes – e suas famílias, que me possibilitam vivenciar o espectro do autismo na prática e aprender diariamente com cada um! Sinto-me privilegiada por tanto!

Prefácio

O Transtorno do Espectro do Autismo é, sem dúvida, um dos temas mais interessantes do século XXI na sua categoria. Já no século passado, as primeiras teorias e informações sobre o autismo tiveram uma repercussão progressiva. Nos dias atuais, praticamente, quase todas as pessoas, de todo o mundo, já ouviram falar nesse transtorno do neurodesenvolvimento.

Explicar o autismo não é uma tarefa simples. Pela própria natureza do transtorno, a leitura é um desafio para muitos. Ciente disso, a Dra. Deborah Kerches, autora, produziu o livro com uma linguagem acessível e, também, com a desenvoltura de quem domina o assunto. A conhecida neuropediatra aborda a matéria com propriedade, baseada em muitos anos de experiência clínica com crianças e adolescentes dentro do espectro do autismo. Sua obra oferece um esclarecimento prático, lúdico e compreensível a todos. Além disso, celebra o TEA ao fazer uso da linguagem que mais caracteriza a comunicação preferida da pessoa autista, a visual, com a utilização de imagens que facilitam a leitura do material.

A Dra. Deborah compilou dois livros em um, sendo a primeira parte dirigida às crianças e, a segunda, aos adolescentes. O texto e o formato, além de originais, atraem o leitor com as lindas cores de suas ilustrações, o que torna a leitura bastante prazerosa. O resultado é uma obra clara, prática e fácil de ser assimilada. Em ambos os lados desta publicação, a

Compreender e acolher

escritora acerta na missão de informar crianças e adolescentes sobre os mitos do autismo e outros dados mais que nem todos conhecem.

Num mundo cada vez mais neurodiverso (que comporta todos os tipos de mente), é imprescindível que crianças e adolescentes saibam lidar com seus pares autistas, e que adultos estimulem jovens neurotípicos a compreender e respeitar pessoas atípicas, como no caso dos autistas. O livro da Dra. Deborah vem ao encontro dessa necessidade de modo acurado, respeitoso e agradabilíssimo de ler.

Fatima de Kwant,
Jornalista, Conscientizadora Internacional do Autismo.

Capítulo 1

Aos pais, cuidadores, educadores, profissionais da saúde e afins: uma breve contextualização

Capítulo 1

Introdução

Ao longo dos últimos anos tem sido observado um aumento expressivo no número de diagnósticos de Transtorno do Espectro Autista (TEA). O estudo de prevalência mais recente, até a publicação dessa edição, foi divulgado em dezembro de 2021 pelo Centro de Controle e Prevenção de Doenças (do inglês, Centers for Disease Control – CDC), órgão ligado ao governo dos Estados Unidos, e aponta uma prevalência de 1 para cada 44 crianças aos 8 anos diagnosticada com TEA (Maenner et al., 2021). O relatório, divulgado em dezembro de 2021, traz dados de 2018, de 11 comunidades dos EUA, da Rede de Monitoramento de Autismo e Deficiências (do inglês, Autism and Developmental Disabilities Monitoring – ADDM). Observa- se um aumento da prevalência em comparação ao estudo anterior, que trazia dados de 2016 (e foi publicado em 2020), em que se observava uma prevalência de 1 para cada 54 crianças diagnosticadas com TEA (Maenner et al., 2021).

Com base nas estatísticas americanas, estima-se que no Brasil exista, atualmente, cerca de 4 milhões de pessoas com TEA e famílias convivendo com o autismo, embora não existam, até o momento, estudos estatísticos com essa finalidade em nosso país.

Compreender e acolher

Nesse contexto, se você não tem um filho, um familiar, um aluno, um paciente, um amigo com autismo, muito possivelmente conhece alguém que esteja no espectro. Talvez, na escola do seu filho, no condomínio, nas aulas extracurriculares, tenha um coleguinha que esteja no espectro ou, simplesmente, seu filho já possa ter ouvido falar sobre o espectro autista e não tenha compreendido muito bem o que significa.

Mas, na prática, o que significa esse aumento na prevalência? Os casos de autismo têm, de fato, aumentado?

Essa questão tem sido amplamente discutida nos últimos anos, e acredita-se que esse aumento da prevalência esteja refletindo: a expansão e melhora dos critérios diagnósticos do TEA com a 5ª revisão do Manual Diagnóstico e Estatístico de Transtornos Mentais (DSM-5); mais recursos e esforços direcionados ao TEA; possíveis diferenças na metodologia dos estudos; componentes ambientais como o aumento das taxas de sobrevivência de prematuros, o que pode aumentar o risco para TEA; além de maior conscientização a respeito das características do espectro autista entre a sociedade como um todo, e de profissionais mais capacitados para reconhecimento do TEA em crianças previamente diagnosticadas com Transtorno do Desenvolvimento Intelectual ou outra condição do neurodesenvolvimento (Matson & Kozlowski, 2011).

Apesar disso, os desafios relacionados ao diagnóstico precoce ainda são inúmeros, inclusive no que diz respeito à prevalência estimada entre meninos e meninas. Ainda de acordo com o estudo do CDC, são 4,2 meninos para cada menina diagnosticada com TEA, resultado semelhante ao do estudo anterior (Maenner et al., 2021). Porém, em relação a isso, já há algum tempo, a comunidade científica estuda a necessidade de critérios mais específicos para o diagnóstico do espectro autista em meninas,

Capítulo 1

uma vez que o cérebro feminino apresenta particularidades associadas a maiores habilidades para imitação, comunicativas, sociais e para empatia. Isso prevê menores dificuldades para relações sociais; interesses restritos que podem passar despercebidos ou não serem considerados "atípicos"; menor tendência a comportamentos-problema (como agressividade, agitação psicomotora e outros comportamentos disruptivos em geral) e maior engajamento no uso de estratégias para camuflar características do espectro (camuflagem social ou masking).

Uma metanálise realizada por Loomes et al. (2017) encontrou uma proporção estimada do TEA entre meninos e meninas diferente, mais próxima de 3:1. Um dado importante que parece refletir melhor o que observamos na prática clínica e sugere que meninas que atendem aos critérios para TEA podem não estar sendo avaliadas e diagnosticadas (especialmente precocemente).

À medida que se confirma o aumento na prevalência de TEA entre a população em geral, torna-se cada vez mais urgente aumentar as discussões e conscientização a respeito desse amplo espectro. O conhecimento é o melhor caminho para uma inclusão verdadeira, para gerar maior empatia, acolhimento e para contribuir com a mudança do cenário do espectro autista no Brasil e no mundo.

Para os pais, receber o diagnóstico de Transtorno do Espectro Autista para seu filho ou filha é inevitavelmente algo de grande impacto emocional. Eles precisarão de apoio, viver "o luto", ser orientados a agirem cedo, se informarem e, acima de tudo, acreditarem no potencial do(a) filho(a)! É esperado que se sintam inseguros, partam para questionamentos, como: meu filho vai falar? Vai conseguir aprender na escola? Vai desenvolver sua autonomia e independência? Vai se profissionalizar? Poderá constituir família?

Compreender e acolher

Os pais ficam ainda preocupados em pensar sobre como essa criança será acolhida pelos coleguinhas, familiares, demais pessoas da convivência e pela sociedade como um todo. Muitos não sabem como falar sobre a condição de seus filhos, ficam na dúvida se devem ou não expor o diagnóstico pelo receio de que o filho possa, de alguma forma, ser excluído e mal compreendido. Por isso, a maior parte desses pais passa a ter, como objetivo de vida, não só cuidar de seus filhos com todo amor e procurar pelo melhor tratamento, mas também lutar contra rótulos, preconceitos e por uma sociedade mais inclusiva.

Mas essa luta não pode ser somente dos pais! Todos nós devemos fazer a nossa parte para que o mundo seja mais acessível para as pessoas que estão no espectro autista. Dessa forma, acredito que informações sobre esse amplo espectro que envolve o autismo precisam urgentemente ser colocadas em pauta para todos, incluindo as crianças, dentro das escolas ou outros ambientes de convívio. Afinal, as crianças são o futuro da nossa sociedade.

Pensando nisso, este livro foi idealizado com o objetivo de fornecer informação de qualidade, com embasamento científico, em um primeiro momento para adultos, para que possam ser capazes de identificar características precoces, possibilitando diagnósticos e intervenções também mais precoces; e, além disso, para que possam, ao compreender melhor o TEA, abordar o assunto entre as crianças. O livro traz, na sequência, uma história com linguagem acessível, numa situação hipotética, em que algumas crianças têm um coleguinha com Transtorno do Espectro Autista e desejam compreendê-lo melhor. A história tem o intuito de ser apresentada a crianças que não estão no espectro e espera colaborar para o entendimento do quanto os irmãos e os colegas – ao fazerem parte da vida de outra criança com TEA – podem transformar a vida dela e, especialmente, o quanto podem ser transformados por essa rica convivência.

Capítulo 2

Sobre o Transtorno do Espectro Autista

Capítulo 2

O Transtorno do Espectro Autista é uma condição do neurodesenvolvimento de início precoce, ou seja, as características nucleares estão presentes desde o início da infância e são caracterizados por prejuízos persistentes na comunicação e interação social e padrões restritos e repetitivos de comportamentos, interesses ou atividades.

Quando falamos em início precoce, vale ressaltar que algumas crianças já apresentarão características logo nos primeiros meses de vida, enquanto outras podem ter um período de desenvolvimento dentro do esperado e, depois disso, apresentar perdas de habilidades anteriormente adquiridas. Há situações ainda, em alguns, em que os sintomas são tão sutis ou mascarados por estratégias sociais aprendidas que só se tornam mais claros com o aumento das demandas sociais (5ª edição, American Psychiatry Association - APA, 2013). Em todos os casos, porém, deve ficar claro que as características estavam presentes na primeira infância, antes dos 3 anos (mesmo que o diagnóstico ocorra tardiamente). Segundo Pierce et al. (2019), o diagnóstico estável do TEA pode ser realizado a partir dos 14 meses.

Embora não façam parte dos critérios diagnósticos do TEA, atrasos e prejuízos motores são observados em cerca de 83% dos casos e podem somar prejuízos ao desenvolvimento se não tratados – isso porque precisamos de boa capacidade motora para explorar e responder aos estímulos recebidos do ambiente (Quedas et al, 2020). Um bom desempenho motor é importante para a aquisição de diversos repertórios comportamentais, inclusive, para habilidades sociais, que envolvem comunicar-se por meio da fala ou de outro comportamento comunicativo (como o apontar), brincar entre pares ou em grupo, entre outras. Prejuízos motores dentro do contexto escolar estão associados a maior exclusão de brincadeiras, de atividades físicas e de grupos de uma forma geral, o que leva as crianças com TEA a evitarem esses tipos de interações, prejudicando, assim, ricas oportunidades de socialização, aumentando o risco para casos de bullying e de comportamentos-problema (ou inadequados, disruptivos).

Há inúmeras possibilidades sintomatológicas e cada pessoa com Transtorno do Espectro Autista apresenta particularidades que merecem cuidados e intervenções individualizadas ao longo da vida. É utilizado o termo "espectro" exatamente para incluir desde pessoas que necessitam de muito apoio e que mesmo assim terão importantes dificuldades relacionadas a diversos aspectos de suas vidas – como serem não verbais, apresentarem comprometimentos na independência e autonomia – até aquelas que são verbais (adquiriram a fala), que conseguem se comunicar mesmo que não verbalmente e se desenvolvem de maneira mais funcional.

O que comprovadamente já se sabe a respeito do Transtorno do Espectro Autista é a forte influência genética (até 94%), com alta herdabilidade. Com relação aos fatores ambientais, a idade paterna acima de 40 anos e o uso de ácido valpróico (fármaco antiepiléptico) na gestação configuram riscos já bem estudados na literatura. Outros fatores ambientais pré e perinatais, como idade materna avançada, infecções neonatais (em particular, rubéola, citomegalovírus, toxoplasmose), anóxia neonatal, prematuridade, baixo peso ao nascimento, retardo de crescimento intrauterino (RCIU), obesidade materna, diabetes gestacional, gestações múltiplas, estão relacionados a risco aumentado de TEA, mas ainda carecem de mais estudos de impacto.

Capítulo 2

Quando avaliamos uma criança, adolescente ou adulto com suspeita de Transtorno do Espectro Autista, deve estar claro na história clínica que as características já se encontravam presentes no início da infância, mesmo que mais sutis.

Os pais e cuidadores, tão logo observem atrasos no desenvolvimento da criança, em especial, na comunicação e interação social, devem procurar um especialista para avaliação e iniciar intervenção o mais precocemente possível.

A escola, professores, educadores também têm um papel muito importante na identificação de sinais de alerta para TEA. As crianças ficam grande parte do dia na escola, que configura um importante contexto social para avaliar comportamentos, habilidades e competências, especialmente as sociais, além de favorecer o desenvolvimento nas mais diversas áreas. Em grande parte das crianças com TEA, faz-se necessário um plano de ensino com objetivos a longo prazo, o PEI (Plano de Ensino Individualizado). Para se fazer o PEI, precisam ser avaliados todo o repertório que a criança já apresenta, suas necessidades e talentos. Devem ser realizadas reavaliações constantes para adequar e ajustar os objetivos em prol de alcançar o melhor desenvolvimento.

Níveis de gravidade

Os níveis de gravidade ou severidade, segundo o DSM-5 (APA, 2013), estão diretamente relacionados com o quanto a pessoa com Transtorno do Espectro Autista será funcional e o tanto de apoio que precisará para isso. Avalia aspectos relacionados à comunicação e interação social e comportamentais.

- **Nível 1 de suporte** – são aquelas pessoas com TEA que apresentam bom funcionamento com apoio e intervenções especializadas. Na ausência de apoio, déficits na comunicação e interação social, assim como padrões comportamentais, podem causar prejuízos notáveis. As pessoas que se encontram no espectro autista nível 1 não apresentam atrasos cognitivos/intelectuais e de aquisição de fala significativos. O quociente intelectual (QI) deve estar acima de 70.

- **Nível 2 de suporte** – exige apoio substancial, havendo prejuízos sociais aparentes mesmo na presença de apoio (funcionamento mediano). Pode haver deficiência intelectual associada, assim como atrasos no desenvolvimento da fala.

- **Nível 3 de suporte** – exige apoio muito substancial e, ainda assim, há graves prejuízos no funcionamento. Pessoas com TEA que se encontram no nível 3 apresentam déficits graves nas habilidades de comunicação social verbal (fala) e não verbal. Geralmente há deficiência intelectual, comorbidades (outras condições ou transtornos associados) e déficits nas habilidades/atividades de vida diária. Os maiores desafios nesse nível estão relacionados à autonomia e independência.

Capítulo 3

**Sinais e características de alerta
para o Transtorno
do Espectro Autista**

Capítulo 3

Observar como os bebês e as crianças exploram o ambiente, se comportam e interagem nos fornece valiosas informações sobre como estão se desenvolvendo!

O brincar, particularmente, traz importantes pistas sobre a possibilidade de eventuais condições do neurodesenvolvimento, como é o caso do TEA, ao permitir avaliar uma série de repertórios e habilidades que podem alertar para prejuízos na linguagem, na comunicação e interação social, déficits motores, sensoriais e cognitivos.

Principais características associadas ao TEA

Podemos destacar:

● Prejuízos no contato visual

Já muito cedo, é possível avaliar a qualidade do contato visual, que é uma importante via para comunicação, interações sociais e afetivas, experiências e os mais diversos aprendizados. O contato visual é pré-requisito para diversas habilidades, como imitação, comunicação não verbal e verbal (fala), atenção compartilhada, entre outras.

Quando há prejuízos no contato visual, a criança pode não olhar nos olhos ou olhar por segundos e logo desviar, pode ainda não fazer rastreio visual, ou seja, acompanhar com o olhar objetos, brinquedos ou pessoas.

Tais prejuízos podem já ser observados, em alguns casos, nos primeiros meses de vida, como quando o bebê não faz ou não procura o contato visual ao ser amamentado, ou quando seus cuidadores estão buscando uma interação.

● Prejuízos relacionados à imitação

Muito precocemente já podem ser notados prejuízos na imitação, que é uma habilidade fundamental para a aprendizagem em todas as áreas do desenvolvimento e em qualquer momento de nossas vidas.

Desde o nascimento somos apresentados às mais diversas experiências, as quais possibilitam, por meio da observação e cópia de comportamentos, aprender os mais diversos repertórios ao longo de toda a vida. A imitação deve ser consolidada na infância para que novos aprendizados, em qualquer contexto social, sejam mais facilmente incorporados.

A imitação relaciona-se em parte aos chamados neurônios-espelho, que estão distribuídos em regiões do cérebro como o córtex pré-motor e áreas de linguagem, e são capazes de simular ou imitar uma ação observada (seja essa ação desempenhada por nós mesmos, seja pelos outros).

Prejuízos no contato visual e na atenção compartilhada, no interesse pelo outro e na intenção comunicativa, além de provável falha na ativação dos neurônios-espelho, características do TEA, somam dificuldades para a habilidade da imitação, o que pode acarretar ao longo da vida desafios maiores para compartilhar experiências vividas, empatia, relacionamentos interpessoais, comunicação social e autonomia.

Capítulo 3

Déficits na imitação dificultam o aprendizado de repertórios relacionados à comunicação, habilidades sociais e atividades de vida diária (AVD's), que incluem ações de autocuidado e higiene, como escovar os dentes, lavar as mãos, usar o banheiro, alimentar-se, tomar banho, vestir-se, utilizar eletrodomésticos, entre outras, todas essenciais para uma boa qualidade de vida.

Importante observar que, no contexto do TEA, os déficits não dizem respeito simplesmente a "não imitar". O fato de a criança não imitar na maior parte das vezes quando comparada a seus pares já merece atenção. A habilidade de imitação, motora ou com objetos, deve acontecer em mais de 80% das vezes esperadas.

Portanto, trabalhar a imitação deve fazer parte dos programas de ensino no tratamento do TEA. Além de programas mais estruturados, em ambientes controlados, a criança deve ser ensinada a imitar em seu contexto natural, como em rotinas de jogos, atividades diárias, na escola (ambiente que propicia oportunidades de imitação entre os pares), entre outros.

● Déficits na interação social e reciprocidade socioemocional

Tais déficits podem ser notados, por exemplo, no bebê que não apresenta sorriso social com 2-4 meses, que não levanta os bracinhos para ser carregado aos 4 meses, que demonstra dificuldades em compartilhar brincadeiras, interesses, emoções e afeto. E/ou, ainda, em crianças que preferem brincar sozinhas, que têm dificuldade em iniciar, compreender ou responder a interações sociais, que demonstram ausência ou pouco interesse pelos pares. A criança no espectro autista costuma se interessar mais por objetos do que pela face humana.

Compreender e acolher

Alguns pais relatam que a criança brinca junto de outras crianças, mas não há trocas. Ela pode até participar de brincadeiras, como correr, brincar no playground com outras crianças, mas o compartilhamento do olhar, do brinquedo e brincadeira, a troca de turno ("minha vez, sua vez") e a interação estão comprometidos. Não devemos avaliar somente se a criança brinca "junto", mas sim se ela brinca "com" outras crianças.

● Prejuízos na atenção compartilhada

A atenção compartilhada (AC) pressupõe, resumidamente, alternar a atenção entre o objeto, pessoa ou acontecimento e outra pessoa ("triangular" o olhar), ou seja, engajar-se em uma mesma atividade com o outro, favorecendo o aprendizado e compartilhamento de experiências.

A atenção compartilhada compreende componentes de resposta (compreensão da intenção do outro) e iniciativa (intenção comunicativa). É um dos pré-requisitos para o desenvolvimento da linguagem, habilidades sociais e emocionais; favorece aprendizados por imitação e o desenvolvimento de funções executivas como planejamento e monitoramento de ações. Está ainda relacionada com o entendimento acerca de comportamentos inapropriados e/ou de riscos, quando a criança, por exemplo, toma a iniciativa de fazer algo, mas logo olha para os pais/cuidadores para ver a reação deles em relação a isso, entre muitos outros aspectos.

Desde o nascimento, com as primeiras interações sociais, inicia-se o desenvolvimento de pré-requisitos para a atenção compartilhada. Por volta dos 9 meses, o bebê já começa a emitir comportamento de AC; com 11 meses, 80% dos bebês e, por volta de 14 meses, 100% dos bebês devem emitir esse comportamento.

Capítulo 3

Déficits nesta habilidade costuma ser um preditor importante para o TEA. Como saber se a criança faz atenção compartilhada?

Observar se ela responde às suas propostas de atividade ou tem intenção em compartilhar os interesses com você. Exemplo: quando a criança vê um brinquedo, um desenho ou uma atividade legal, ela olha (ou aponta) para um desses atrativos e depois para você compartilhando?

Quando você aponta para um objeto mostrando sua intenção em brincar, ela segue com o olhar e o volta para sua direção ou chega a pegar esse objeto para brincar com você? Esses são pontos importantes a serem observados.

Dada a importância dessa habilidade para os mais diversos aspectos do desenvolvimento, programas de ensino para atenção compartilhada devem estar contidos no tratamento de crianças com TEA.

● Ausência ou déficits no jogo simbólico

A habilidade do jogo simbólico, como "brincar de faz de conta", começa a ser construída por volta dos 2 anos de idade e vai ficando mais elaborada gradualmente. Esse tipo de brincadeira é importante para o desenvolvimento da linguagem verbal e não verbal, do comportamento social, de habilidades emocionais e cognitivas, possibilitando recursos para o desenvolvimento.

Para brincar de faz de conta é preciso pensar, elaborar, construir e representar, trabalhando a imaginação, abstração e criatividade, preparando a criança para diferentes vivências sociais e aprendizados.

Crianças no espectro autista, em geral, apresentam dificuldade em diferentes níveis de compreensão do faz de conta, da imaginação, além de maior rigidez cognitiva, interesses restritos (que podem dificultar a flexibilização e variação da brincadeira), dificuldades em abstrair, contextualizar, bem como na linguagem receptiva e expressiva.

Como saber se há comprometimentos na habilidade do jogo simbólico? É importante analisar, resumidamente, se a criança é capaz de assumir e compreender papéis, por exemplo, brincando de casinha e fazendo comidinha, ou ainda, brincando de médico, de professor, entre outras ações que devem ser livres e criadas pela própria criança.

● Atenção focada em detalhes

A Teoria da Coerência Central refere-se à capacidade de integrar partes de informações para contextualizar um todo.

Crianças no espectro autista tendem a apresentar falhas na coerência central e, com isso, focar em detalhes em detrimento de um todo com significado. Esse prejuízo dificulta, por exemplo, a compreensão de expressões faciais, da função de um objeto ou brinquedo, a interpretação de uma imagem (uma vez que a criança está focada em um único elemento dela), entre outros.

● Atrasos na aquisição da fala

Atrasos na aquisição da fala costumam ser um dos primeiros sinais de alerta para os pais e motivo para procurarem um especialista. A princípio, muitos acreditam que esses atrasos possam ser decorrentes de comprometimento auditivo.

Alguns parâmetros importantes que sinalizam um comprometimento são:

- Bebês de 4 a 6 meses que não emitem sons com variações de entonação;

Capítulo 3

- Bebês de 6 a 9 meses de idade que não balbuciam;

- Crianças que não falam ao menos duas palavras com função comunicativa com 1 ano de idade;

- Crianças que não falam ao menos seis palavras aos 18 meses de idade com função (sendo que era para estarem falando pelo menos 40 palavras);

- Crianças que não fazem frases de duas a quatro palavras aos 2 anos de idade (quando era para estarem fazendo frases e terem um repertório em torno de 150 palavras ao menos);

- Crianças que com 3 a 4 anos não apresentam um vocabulário de aproximadamente 600 palavras; não fazem frases mais longas de 6 palavras; não relatam fatos passados, presentes e futuros; não apresentam um discurso compreensível em pelo menos 70-80% dos casos.

Nem todas as crianças com Transtorno do Espectro Autista apresentam atrasos na aquisição da fala, porém, podem apresentar, entre outras particularidades, prejuízos na intenção comunicativa, em iniciar ou manter um diálogo (mesmo naquelas com fala estruturada), uso de palavras ou frases pouco usuais e/ou fora do contexto, inversão pronominal (referir-se a si mesmo em terceira pessoa). Outras ainda podem apresentar repertório extenso sobre assuntos de interesse, vocabulário rebuscado, alteração de prosódia, vocabulário repetitivo e monótono.

No TEA, há dificuldade em contextualizar a fala, o que dificulta também a compreensão do sentido figurado (como compreender piadas, por exemplo), habilidade importante principalmente em contextos sociais.

Compreender e acolher

Em alguns casos, as crianças começam a falar algumas palavras, porém perdem essa habilidade por volta de 15 meses a 3 anos (às vezes, um pouco antes, já com 12 meses).

● Prejuízos na comunicação não verbal

Comunicar-se é fundamental, seja verbalmente ou não. A comunicação não verbal é uma importante ferramenta para os relacionamentos pessoais, para compartilhar sentimentos, emoções, pensamentos, aprendizados e ações.

Para isso, precisamos compreender as informações que as pessoas e o ambiente nos trazem, interpretá-las para responder por meio de respostas ou para desejar iniciar uma comunicação.

Como saber se a criança apresenta prejuízos na comunicação não verbal?

Alguns sinais: não apontar para o que quer ou para compartilhar, apresentar dificuldades em compreender e usar gestos e expressões com função comunicativa como "dar tchau" (o que é esperado aos 12 meses de idade), além da ausência de expressões faciais e dificuldade em compreendê-las no outro. Crianças no espectro autista costumam usar os pais e cuidadores como ferramenta; se querem algo, levam os pais para que façam por elas o que desejam.

● Não responder ao próprio nome

O fato de a criança não responder quando chamada pelo nome ou de responder menos vezes do que o esperado é um sinal importante que pode estar associado ao Transtorno do Espectro Autista. Uma maneira de avaliar se a criança está respondendo dentro do esperado é observar se, de dez vezes que você chama a criança pelo nome, ela atende em mais que 80% das vezes (ou seja, mais que em oito das dez tentativas). Caso responda menos, deve-se investigar.

Em muitos casos, se confunde esse sinal com características de uma criança desatenta, desinteressada, que parece não ouvir.

● Brincar de maneira não funcional

A criança com Transtorno do Espectro Autista pode brincar de maneira não usual e não funcional, podendo se utilizar de objetos ou brinquedos de forma repetitiva ou estereotipada.

Como saber se a criança não brinca de modo funcional?

Alguns exemplos: enfileirar e alinhar objetos e brinquedos muitas vezes classificando por cor, tamanho ou outra categoria; se interessar mais por partes do brinquedo do que por ele todo; ficar rodando objetos, rodinhas e brinquedos (como virar o carrinho e ficar girando as rodinhas); ficar fazendo movimento de vai e vem com qualquer objeto sem função, entre outros.

Crianças no espectro autista podem não se interessar pelos brinquedos ou compreender a função deles, dessa forma, por exemplo, jogá-los para ouvir os sons ou ver o movimento pode ser mais "interessante".

● Presença de estereotipias

As estereotipias são ações repetitivas, frequentemente ritmadas, podendo ser vocais ou motoras. Não são exclusivas do TEA, mas, especialmente no espectro, costumam se apresentar em situações de ociosidade, excesso de estímulos sensoriais, em situações de extrema excitação, bem como diante de frustrações e mudanças de rotina, se apresentando como autorregulação ou autoestimulação.

Entre as estereotipias motoras, as mais comuns são: flapping (movimentos de balançar as mãos rapidamente como um "bater de asas"), rocking (balançar o tronco para frente e para trás), movimentar as mãos na frente do rosto, girar sobre o próprio eixo, contar os dedos como que dedilhando, pular repetidamente, deitar de lado e ficar movimentando um objeto ou brinquedo de maneira repetitiva (por exemplo, ficar fazendo movimento de vai e vem com um carrinho ou boneco), olhar lateralizado (observar um objeto fora do ângulo normal do mesmo), entre outras.

As estereotipias vocais são sons emitidos repetidamente para autorregulação ou autoestimulação, que podem ser associadas ou não a estereotipias motoras. Podem ocorrer como gritos e vocalizações em geral. A apresentação das estereotipias varia de criança para criança, bem como pode variar ao longo da vida.

Por se enquadrarem como um comportamento autorregulatório ou autoestimulatório, as estereotipias não devem, a princípio, ser inibidas, exceto em casos especiais, em que competem com o aprendizado de outros repertórios ou quando representam risco para o próprio indivíduo (autolesão) ou a outros.

● Alterações sensoriais

Pessoas no espectro autista apresentam, de maneira mais ou menos intensa, alterações na forma como respondem aos estímulos do ambiente em uma ou mais portas sensoriais: visão, audição, olfato, tato, paladar, propriocepção (noção do próprio corpo no ambiente) e sistema vestibular (equilíbrio).

Capítulo 3

As alterações sensoriais se apresentam como hiper ou hiporresponsividade a estímulos sensoriais, ou interesses incomuns pelos estímulos sensoriais do ambiente. Foram incluídas nos critérios diagnósticos para TEA no Manual Diagnóstico e Estatístico de Transtornos Mentais em sua quinta revisão, o DSM-5 (APA, 2013).

Como saber se a criança tem alterações no processamento sensorial?

Alguns exemplos: indiferença à dor; aversão ao toque enquanto outros procuram por toques mais intensos; seletividade alimentar que pode ser consequente à aversão a determinados sabores, odores, texturas dos alimentos ou, ainda, relacionada à percepção visual (como, por exemplo, só comer alimentos de uma única cor); alteração de equilíbrio. A criança pode utilizar a visão de maneiras diferentes, como, por exemplo, olhar para objetos sob ângulos incomuns, trazer objetos (ou as mãos) muito próximos aos olhos, cheirar tudo, andar na ponta dos pés de maneira aleatória, entre outras.

O cérebro no espectro autista apresenta um desequilíbrio entre os sistemas excitatório e inibitório, havendo um predomínio do excitatório. Alterações sensoriais podem potencializar essa hiperexcitabilidade e, para se autorregular, a criança pode usar o movimento. Dessa forma, como consequência a uma busca sensorial, podemos ter crianças inquietas, que ficam, por exemplo, andando de um lado para o outro.

Ambientes com muitos estímulos sensoriais ou situações em que aquele estímulo está gerando uma hipersensibilidade/responsividade podem desorganizar a criança e, também, desencadear "crises" com comportamentos inapropriados (irritabilidade extrema, gritos e até mesmo comportamentos auto e heteroagressivos).

Compreender e acolher

● Presença de ecolalias

Ecolalia caracteriza-se pela reprodução repetitiva de palavras, sílabas ou frases sem função comunicativa.

Ecoar faz parte do desenvolvimento da linguagem em crianças menores, porém se espera que seja usada com função de comunicação, em um contexto, e que o repertório aumente à medida que a criança cresça (por volta dos 2 anos, ela já deve começar a usar formas mais complexas e espontâneas de comunicação, utilizando menos a repetição).

Quando a ecolalia é persistente, fora de contexto e sem função comunicativa, pode ser uma das características precoces de Transtorno do Espectro Autista.

A ecolalia imediata caracteriza-se pela repetição da fala de outra pessoa, de desenhos ou filmes imediatamente ou pouco tempo após ser reproduzida; já a ecolalia tardia caracteriza-se pela repetição da fala após um tempo mais significativo. Há ainda a mitigada, na qual a ecolalia adquire fins comunicativos, e a palilalia, em que se repete as próprias palavras.

Ao ficar repetindo mecanicamente palavras/frases, a criança pode deixar de se comunicar apropriadamente, não dar continuidade aos diálogos, não ser recíproca, o que pode afastá-la de diferentes oportunidades sociais. Algumas crianças utilizam a ecolalia como forma de autorregulação, e esse pode ser o único recurso de comunicação que desenvolveram.

● Inflexibilidade cognitiva

A inflexibilidade cognitiva está entre as características do TEA. Relaciona-se a maiores dificuldades em flexibilizar comportamentos, pensamentos e respostas emocionais; em abstrair (separar mentalmente uma parte de um todo a fim de considerá-la independentemente das outras); lidar com novas situações; se desvincular de uma atividade para responder eficientemente a outra, entre outras características.

A inflexibilidade está presente em todo o espectro do autismo. Como suspeitar?

Atentar-se a comportamentos como: insistência na mesmice, dificuldade em se desvencilhar de um objeto de conforto; adesão rígida a rotinas como necessidade de fazer sempre o mesmo caminho e/ou atividades, querer vestir sempre a mesma roupa, se alimentar com o mesmo alimento; dificuldades em falar sobre assuntos que não são do interesse e em encontrar caminhos diferentes para a resolução de problemas; dificuldade em alternar brincadeiras e brinquedos, em aceitar o não ou demandas que não sejam do seu interesse; comportamentos ritualistas e roteirizados; dificuldade com espera prolongada; baixa tolerância a frustrações, entre outras.

Pensamentos e comportamentos inflexíveis podem desencadear comportamentos que se assemelham a uma "birra", porém, de manejo mais difícil. Inflexibilidade cognitiva associada a dificuldades comunicativas impactam frequentemente em comportamentos disruptivos (inapropriados) como comportamentos de contra-controle, de fuga e esquiva, auto e heteroagressivos. Podem dificultar as relações interpessoais, o desempenho acadêmico/profissional, e os mais variados aprendizados.

● Interesses restritos

A criança no espectro autista costuma apresentar interesses restritos. Como identificá-los?

Observar se ela se interessa muito ou somente por um determinado assunto (como, por exemplo, dinossauros, um personagem), uma ação (como empilhar objetos), um objeto (carrinho ou outro tipo de brinquedo específico) ou, ainda, um tema mais amplo (como letras, números, astronomia). Observar se a criança fica atenta, inicia um diálogo, faz atividades e responde a interações somente se, ou na maior parte das vezes, forem relacionadas ao seu interesse restrito – caso contrário, não responde ou responde menos.

Os interesses restritos podem, a princípio, ser utilizados como uma maneira de "acessar a criança", para que ela se engaje nas terapias, nas relações e interações sociais. Depois, gradativamente, devem ser introduzidos novos repertórios, oferecendo outros aprendizados e oportunidades de interação.

● Hiperfoco

O hiperfoco é uma forma intensa de concentração em algo que seja um interesse restrito. Pode ser, por exemplo, um personagem, uma disciplina, um filme, uma logomarca, músicas, livros, letras e números (o que pode, inclusive, levá-la a ler precocemente, antes dos 3 anos de idade, sem necessariamente compreender o que está lendo), entre outros.

Pode haver aspectos positivos em um hiperfoco, desde que ele seja explorado adequadamente, podendo ser usado como ponto de partida para aumentar o repertório de habilidades. Em adultos, o hiperfoco pode ser a profissão da pessoa.

O hiperfoco, porém, pode trazer prejuízos se não trabalhado, visto que distancia a criança de novos aprendizados e interações sociais.

Como saber se a criança tem hiperfoco?

Observar se ela fica excessivamente concentrada em tudo que envolve seu interesse restrito e apresenta dificuldade em variar sua atenção ou atividade.

Capítulo 3

● **Perda de habilidades anteriormente adquiridas**

Em cerca de 1/3 dos casos de Transtorno do Espectro Autista pode ser observada perda de habilidades anteriormente adquiridas.

Essa perda de habilidades pode ocorrer por volta dos 15 a 36 meses; em alguns casos, um pouco mais cedo, por volta dos 12 meses. Esse é um período em que ocorre uma importante poda neuronal da primeira infância. Essa poda acontece com todas as crianças e é essencial para que o cérebro elimine conexões/sinapses (caminhos) e neurônios (células do cérebro) que não estão sendo muito utilizados e se "especialize" mais, reforçando conexões e fazendo outras novas, aumentando as oportunidades de aprendizados e refinando os saberes.

No Transtorno do Espectro Autista, durante essa "limpeza", pode haver falhas, levando a um excesso de conexões devido a uma poda neuronal ineficiente, o que acarretaria um cérebro mais desorganizado e hiperexcitado. Pode ocorrer também eliminação de neurônios e conexões não fortalecidas, mas que detinham habilidades adquiridas importantes.

Nesses casos, a criança que já tinha aprendido a falar algumas palavras deixa de falar; que tinha começado a "dar tchau", mandar beijo e apontar, deixa de executar essas ações; pode ficar mais irritadiça, inquieta ou ainda deixar de interagir e ficar mais introspectiva.

Além de fatores genéticos, outro fator que influencia quais conexões serão fortalecidas ou eliminadas, permitindo que o cérebro faça novos circuitos cerebrais, está relacionado ao quanto que os respectivos aprendizados foram realmente incorporados com significado. Nesse sentido, para formar conexões fortes em crianças com autismo, devemos considerar as particularidades dessa condição. Uma criança com TEA consegue aprender mais com experiências recheadas de emoções prazerosas, que as motivem, que tenham significado; e por meio de muita repetição, pois seu cérebro é mais imaturo, mais hiperexcitado , apresenta maior rigidez mental. A dificuldade na compreensão do outro e do ambiente, além das alterações de processamento sensorial que distorcem a forma como experenciam o mundo, associadas a uma programação genética com "falhas", contribui para conexões mais fragilizadas. Devemos, então, estar muito atentos à infância no contexto do TEA, intensificando as intervenções a fim de fortalecer e fazer novas conexões para aqueles aprendizados que almejamos.

Esses são alguns sinais de alerta importantes na primeira infância para o TEA. Nem todas as crianças com TEA apresentarão todos os sintomas e de maneira clara. Na suspeita, a criança deve ser avaliada por um especialista.

O diagnóstico precoce é determinante em casos de Transtorno do Espectro Autista, pois permitirá que sejam iniciadas mais precocemente as intervenções, possibilitando ganhos mais efetivos no desenvolvimento neuropsicomotor da criança e uma melhor qualidade de vida para o paciente e toda a sua família. Para isso, além de conscientizarmos cada vez mais a sociedade, para que pais/responsáveis estejam, entre outros pontos, aptos a suspeitarem dos sinais de alerta para o TEA, necessitamos de profissionais com um olhar treinado para identificar quando o desenvolvimento da criança não ocorre dentro do esperado.

Uma frase bastante difundida no universo da maternidade e que pode gerar perigosas interpretações é aquela que diz "cada criança tem seu tempo". De fato, características individuais devem sempre ser respeitadas, porém, "esse tempo" deve estar contido na curva de desenvolvimento típico, ou seja, dentro dos marcos do desenvolvimento (que são habilidades e comportamentos esperados e bem determinados para cada faixa etária).

"Esperar o tempo da criança" é, muitas vezes, perder tempo de intervenção e diminuir as chances de progressos futuros. Isso porque a neuroplasticidade, que é a capacidade que o cérebro humano tem de moldar-se, adaptar-se em nível estrutural e funcional ao longo da vida mediante estímulos recebidos e experiências vividas, é especialmente importante nos primeiros anos de vida, quando o cérebro é ainda mais plástico, maleável, com maior capacidade para desenvolver novas habilidades e competências.

Condições e desafios associados

Comorbidades no TEA, ou seja, condições associadas ao espectro, são muito frequentes, podem somar prejuízos e interferir negativamente no tratamento, se não tratadas. Cerca de 80% das pessoas com TEA apresentam Transtorno do Déficit de Atenção e Hiperatividade (TDAH) e destas, aproximadamente 84% recebem outro diagnóstico comórbido.

Aproximadamente 30% a 40% das pessoas com TEA apresentam Transtorno do Desenvolvimento Intelectual, porém, temos também aquelas com altas habilidades. Outras condições comumente associadas ao espectro autista são os distúrbios de sono, presentes em 44% a 86% dos casos; epilepsia, presente em 30% a 38,2% dos casos; e outros transtornos psiquiátricos como Transtorno de Ansiedade Generalizada, Transtornos de Humor, Transtorno Opositivo Desafiador, Transtorno Obsessivo-Compulsivo, entre outros.

Compreender e acolher

Na presença de outras condições de saúde mental, o tratamento envolve intervenções comportamentais, treino de habilidades sociais, suporte escolar e familiar e tratamento medicamentoso, quando necessário.

A seletividade é um comportamento alimentar muito presente entre as crianças com Transtorno do Espectro Autista; envolve recusa e repertório alimentar limitado, ingestão alimentar única de alta frequência, entre outras características. No contexto do TEA, é frequentemente relacionada a alterações sensoriais que podem estar presentes como padrões comportamentais restritos. A hipersensibilidade/defensividade sensorial pode desencadear experiências aversivas a determinados alimentos (pela textura, consistência, paladar, odor, cor, temperatura); por outro lado, crianças com hipossensibilidade podem fazer busca sensorial, por exemplo, buscar a "crocância" dos alimentos, entre outras inúmeras situações.

Porém, nem tudo se resume a alterações sensoriais quando o assunto é seletividade alimentar. Crianças com TEA frequentemente apresentam inflexibilidade e dificuldade com mudanças de rotina, o que também pode contribuir, visto que pode haver maior relutância em experimentar novos alimentos (tanto em relação a sabores, como texturas, cores, cheiros) simplesmente por representarem "algo diferente".

Além disso, a própria seletividade alimentar, em quadros mais severos, quando a criança só come alimentos macios, pode ocasionar alguns prejuízos relacionados à mastigação e deglutição, fazendo com que a musculatura para mastigar alimentos mais rígidos não se desenvolva; e, assim, esse tipo de alimento continue sendo recusado.

Muitas crianças apresentam ainda dificuldades em permanecer sentadas à mesa, em esperar pelo alimento, além de questões motoras (não

Capítulo 3

somente da musculatura orofacial), contribuindo para a aversão ao momento das refeições e/ou recusa alimentar.

Alguns problemas gastrointestinais também são frequentes no TEA, destacando-se as alergias alimentares, dor abdominal recorrente e constipação intestinal, que podem causar grande desconforto, gerando recusa alimentar em algumas crianças. Da mesma forma, a própria seletividade alimentar pode causar desconfortos e transtornos gastrointestinais, contribuindo para uma piora do quadro.

Portanto, a seletividade alimentar é multifatorial, tendo inclusive fatores orgânicos, passíveis de tratamentos, como os transtornos gastrointestinais e alergias alimentares, por exemplo. Identificar as causas é o primeiro passo para um tratamento efetivo.

Cerca de 50% das crianças com TEA apresentam comportamentos-problema, que incluem "birras" (como chorar, gritar, jogar-se no chão), descumprimento de regras, heteroagressão e autolesão. Esses podem interferir no desempenho das habilidades da vida diária, limitar a capacidade da criança de se beneficiar de aprendizados variados e aumentar o isolamento social, entre outros prejuízos (Bearss et al., 2015).

No TEA, uma das características centrais é o déficit na comunicação social, que envolve comportamentos comunicativos vocais ou não (como gestos, expressões, recursos visuais, comportamento textual, entre outros). A inabilidade de expressar necessidades e sentimentos comumente faz com que a criança com TEA desenvolva outras formas de ter acesso a objetos, locais e ações de outros, podendo fazer emergir diferentes tipos de comportamentos-problema.

Comportamento é algo que se aprende e, portanto, pode ser modificado. Se tais comportamentos são emitidos e reforçados (a criança consegue

Compreender e acolher

o que quer e/ou ganha atenção), há grande probabilidade de haver repetição em situações semelhantes. Nesse sentido, levando em conta particularidades de cada criança, deverão ser pensadas estratégias a fim de regular essas respostas. O primeiro passo será sempre analisar todo o contexto, para, então, se elaborar um programa de ensino com esse propósito.

Levando em consideração que os comportamentos-problema no TEA costumam ser causados, em grade parte, por déficits na comunicação funcional, treinos para o ensino de comunicação funcional devem ser prioridade entre as intervenções comportamentais, podendo ocorrer através do ensino de repertório vocal (fala) ou de outras modalidades, tais como o uso de sinais, figuras, materiais textuais, instrumentos de comunicação alternativa e aumentativa, entre outras.

Capítulo 4

Diagnóstico e Tratamento

Capítulo 4

O diagnóstico é clínico, realizado por meio da observação dos comportamentos e do desenvolvimento da criança nos mais diversos contextos e ambientes, de acordo com os critérios diagnósticos para Transtorno do Espectro Autista contidos no Manual Diagnóstico e Estatístico de Transtornos Mentais na sua 5ª revisão (DSM-5), levando-se em conta que, no Transtorno do Espectro Autista, o funcionamento social está sempre comprometido, em menor ou maior grau. No TEA, devem estar presentes obrigatoriamente: (a) Déficits persistentes na comunicação social e na interação social e (b) Padrões restritos e repetitivos de comportamentos, interesses ou atividades (APA, 2013).

O ideal seria que todas as crianças, na suspeita diagnóstica, fossem avaliadas em relação ao seu repertório comportamental por equipe multidisciplinar.

Em janeiro de 2022, entrou, entrou em vigor a 11ª versão da Classificação Estatística Internacional de Doenças e Problemas Relacionados à Saúde (CID-11). Seguindo o que já havia sido proposto no DSM-5, a nova versão unificou todos os quadros com características do autismo na nomenclatura Transtorno do Espectro Autista (TEA), com essa passando a englobar todos os diagnósticos anteriormente classificados na CID-10 como Transtorno Global do Desenvolvimento, entre eles: Autismo infantil, Autismo atípico,

Compreender e acolher

Síndrome de Asperger, Transtorno Desintegrativo da Infância, Transtorno com hipercinesia associado à Retardo Mental e a movimentos estereotipados; com exceção da Síndrome de Rett, que passa a ser classificada no código LD90.4 (WHO, 2019).

Na CID-11, o Transtorno do Espectro Autista é identificado pelo código 6A02 em substituição ao F84, e as subdivisões passam a estar relacionadas com prejuízos na linguagem funcional ou deficiência intelectual. São elas:

- 6A02 – Transtorno do Espectro do Autismo (TEA);

- 6A02.0 – Transtorno do Espectro do Autismo sem deficiência intelectual e com comprometimento leve ou ausente da linguagem funcional;

- 6A02.1 – Transtorno do Espectro do Autismo com deficiência intelectual e com comprometimento leve ou ausente da linguagem funcional;

- 6A02.2 – Transtorno do Espectro do Autismo sem deficiência intelectual e com linguagem funcional prejudicada;

- 6A02.3 – Transtorno do Espectro do Autismo com deficiência intelectual e com linguagem funcional prejudicada;

- 6A02.5 – Transtorno do Espectro do Autismo com deficiência intelectual e com ausência de linguagem funcional;

- 6A02.Y – Outro Transtorno do Espectro do Autismo especificado;

- 6A02.Z – Transtorno do Espectro do Autismo, não especificado.

Capítulo 4

A CID é uma das principais ferramentas utilizadas na rotina médica com o objetivo de guiar diagnósticos e mapear estatísticas e tendências de saúde em nível mundial. Ter essa unificação presente também na CID permitirá diagnósticos mais assertivos e facilitará o acesso aos tratamentos necessários. Mais um ganho quando pensamos especialmente na importância das intervenções precoces no TEA.

Ainda não há marcadores biológicos e exames específicos que confirmem o diagnóstico de Transtorno do Espectro Autista. São usadas, na infância, escalas padronizadas para o rastreio de comportamentos de risco para o TEA, das quais podemos citar, no Brasil, a M-CHAT (Modified Checklist for Autism in Toddlers), a M-CHAT -R/F com entrevista de seguimento e a CARS (Childhood Autism Rating Scale), mas essas não são suficientes para confirmar ou excluir o diagnóstico. A ADIR (Autism Diagnostic Interview-Revised) e a ADOS-2 (Autism Diagnostic Observation Schedule) são consideradas escalas de avaliação "padrão-ouro", porém, até o presente momento, não há padronização brasileira aprovada pelo Conselho Federal de Psicologia.

Dada a importância do diagnóstico precoce, há inclusive a Lei 13.438/2017, que torna obrigatória a aplicação do M-CHAT no SUS. A recomendação da Sociedade Brasileira de Pediatria é a aplicação do Questionário Modificado para Triagem do autismo em crianças (M-CHAT-R/F) para todas entre 16 e 30 meses. Trata-se, resumidamente, de um teste com perguntas simples, para serem respondidas pelos pais, que avalia sinais de risco para o espectro autista.

É importante enfatizar que a investigação e o diagnóstico do TEA devem ser realizados por especialista capacitado e atualizado em Transtorno do Espectro Autista.

Compreender e acolher

O tratamento precoce é de fundamental importância para o desenvolvimento pleno de capacidades (até o máximo que a criança possa alcançar dentro de suas limitações). As crianças com TEA, assim como os adolescentes, não podem ser submetidos a tratamentos que não tenham eficácia comprovada, o que representaria perda de oportunidades únicas de aprendizagem.

Existem intervenções que contribuem determinantemente para o desenvolvimento pleno de capacidades, autonomia, independência e qualidade de vida dos indivíduos com TEA, e a identificação e intervenção precoces são fundamentais nesse sentido.

As intervenções baseadas na ABA (Análise do Comportamento Aplicada) para indivíduos com TEA são consideradas tratamentos baseados em evidências que têm se destacado como eficientes para o desenvolvimento dos repertórios comportamentais que estão em déficits e para a redução de excessos comumente presentes nessa condição; têm como objetivo essencial ensinar comportamentos socialmente relevantes que permitam ao indivíduo conquistar uma vida mais independente e integrada à comunidade (National Autism Center, 2019).

Uma das maiores e mais recentes revisões sistemáticas do Projeto NCAEP (2020) (do inglês, The National Clearinghouse on Autism Evidence and Practice), Evidence-based Practices for Children, Youth and Young Adults with Autism, examinou a literatura sobre intervenções com artigos científicos de 1990 a 2017, trazendo 28 Práticas Baseadas em Evidências, sendo 23 delas embasadas na Análise do Comportamento. Outra revisão sistemática recente de Nicolosi e Dillenburger (2022) demonstrou que a intervenção comportamental pode oferecer resultados duradouros e significativos para crianças com TEA. O estudo clássico de Lovaas (1987) e

Capítulo 4

outros subsequentes contribuíram para a definição dos principais fatores que determinam a eficácia de intervenções em ABA para indivíduos com desenvolvimento atípico: início precoce; intensivas, a partir de 2 anos de duração; abrangentes, com variedade de repertórios treinados, terapeutas/educadores e ambientes; e individualizadas.

A maioria das crianças com TEA necessita de uma equipe multiprofissional com enfoque interdisciplinar, que pode envolver psicóloga, fonoaudióloga, terapeuta ocupacional com integração sensorial, psicopedagoga, fisioterapeuta ou educador físico, musicoterapeuta e psicomotricista, entre outros profissionais, de acordo com as necessidades e potencialidades de cada criança, e contando sempre com a participação dos pais, que são os verdadeiros especialistas nos seus filhos.

O tratamento do TEA, portanto, não é medicamentoso. Não há nenhuma medicação que efetivamente trabalhe as características centrais do autismo. Porém, cerca de 50 a 60% das crianças com TEA necessitam de algum medicamento para reduzir comportamentos disruptivos ou para tratar alguma comorbidade (Pastorino et al., 2020) que esteja interferindo na resposta às terapias apropriadas.

Distúrbios do sono, déficits atencionais, ansiedade, irritabilidade, hiperatividade, comportamentos auto e heteroagressivos, epilepsia, são exemplos de condições comumente passíveis de tratamento medicamentoso no contexto do TEA, a fim de possibilitar o manejo adequado e o total aproveitamento das intervenções não-medicamentosas indicadas para cada paciente.

No manejo do TEA, rotina e previsibilidade são palavras-chaves e precisam estar presentes em todos os acontecimentos e atividades diárias. A rotina estabelecida pode ser introduzida por meio de pistas visuais caso a criança não tenha uma boa compreensão. Antecipar acontecimentos faz com que a criança se sinta segura, conheça seus objetivos e atividades diárias, e o que esperam dela; promove melhor planejamento, gerenciamento do tempo e diminuição da ansiedade, evitando que a criança se desorganize emocionalmente.

Cada criança deverá ter seu Plano de Ensino Individualizado (PEI) com programas que devem ser reavaliados regularmente, visando potencializar seu desenvolvimento.

A conscientização e o conhecimento sobre o Transtorno do Espectro Autista por todos, especialmente por aqueles que não estão no espectro, possibilitam o entendimento de que autismo não é adjetivo, que as pessoas no espectro devem ser respeitadas, ter "voz" e não devem, sob quaisquer circunstâncias, ser discriminadas, sofrer bullying e preconceito pela condição que apresentam.

Pensando em tudo isso, a narrativa a seguir traz uma maneira descomplicada de falar sobre o Transtorno do Espectro Autista para todas as crianças.

Desde muito cedo, as crianças devem compreender o autismo, o papel que elas podem exercer na vida de outra criança que está no espectro autista e o quanto podem também aprender com ela. Dessa forma, estaremos juntos construindo uma sociedade mais empática, que possibilite uma inclusão social verdadeira e acessibilidade para todos.

Desejo que o conteúdo contribua para a compreensão de que somos todos diferentes, que todos temos algo a aprender e ensinar e que desejamos amar e ser amados!

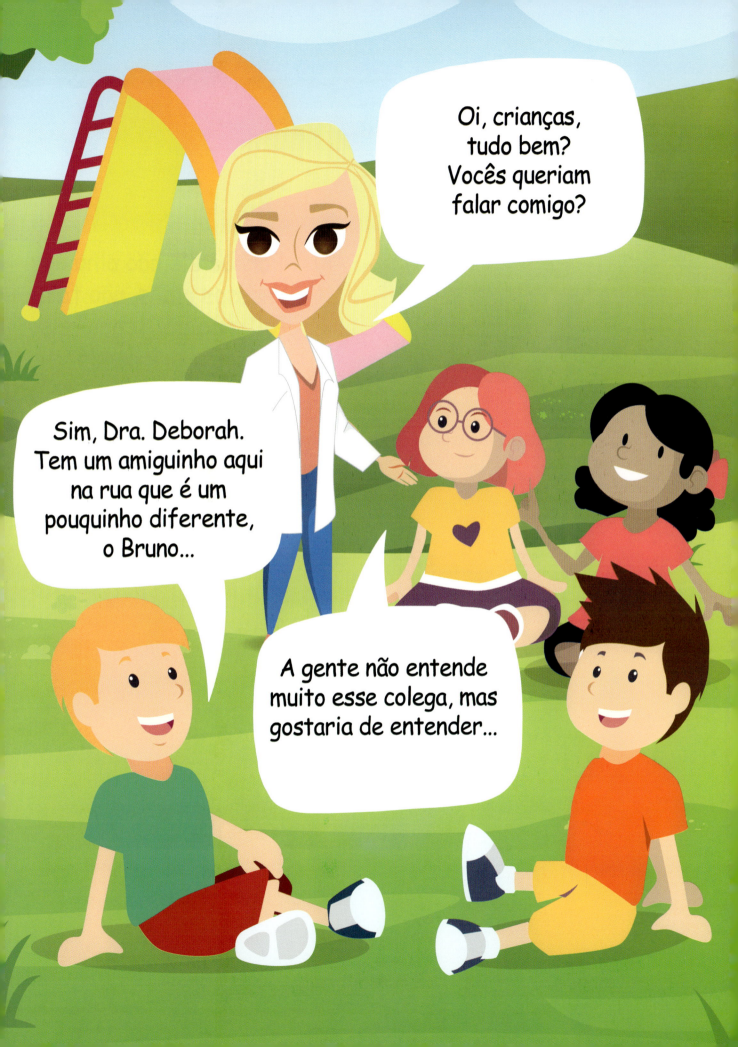

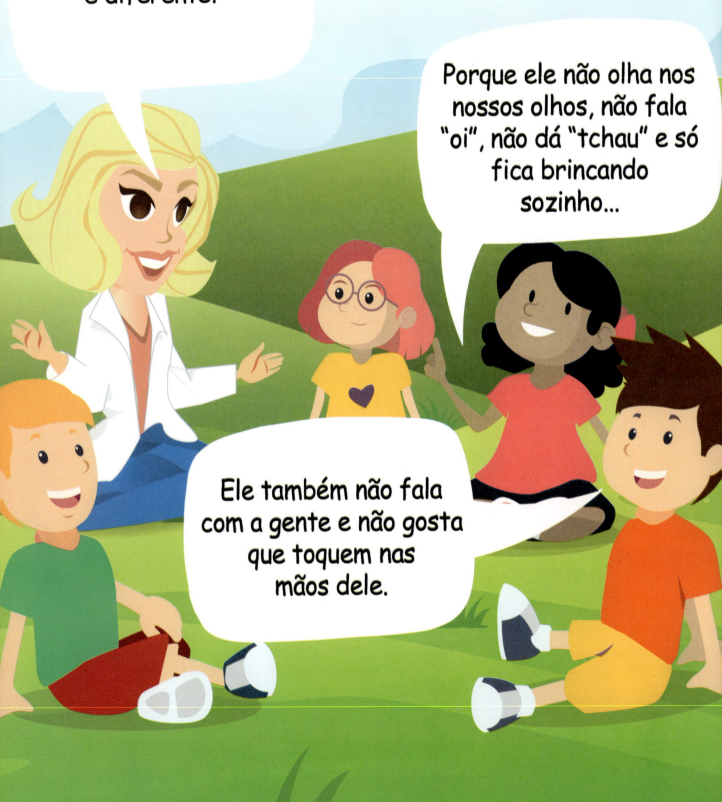

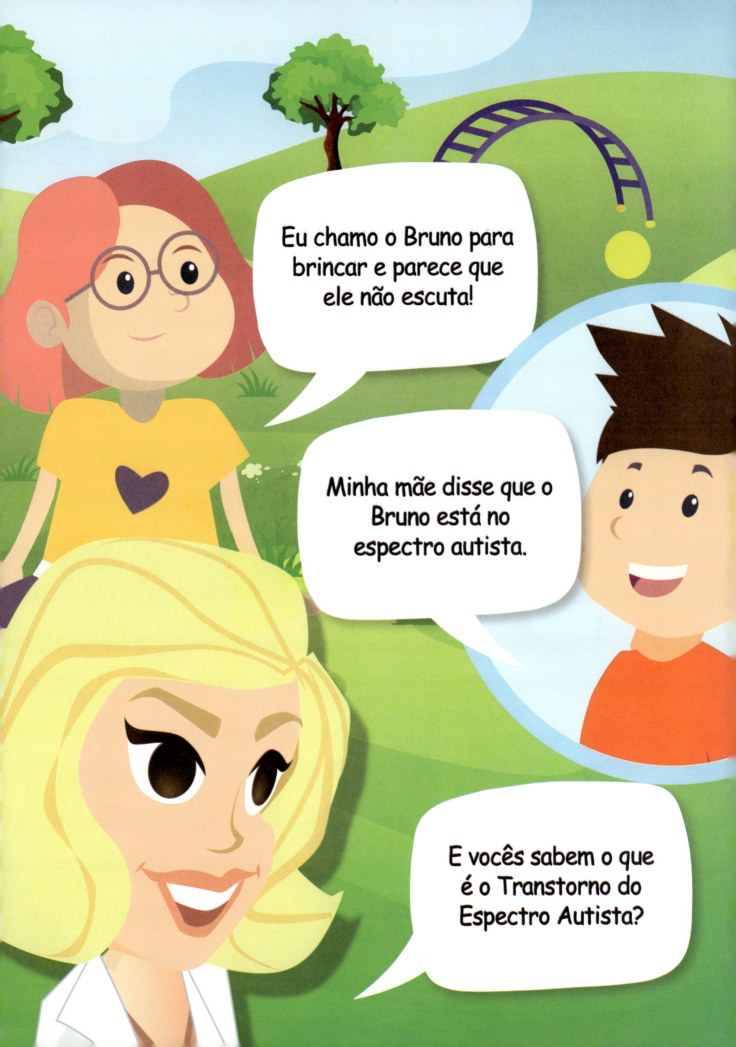

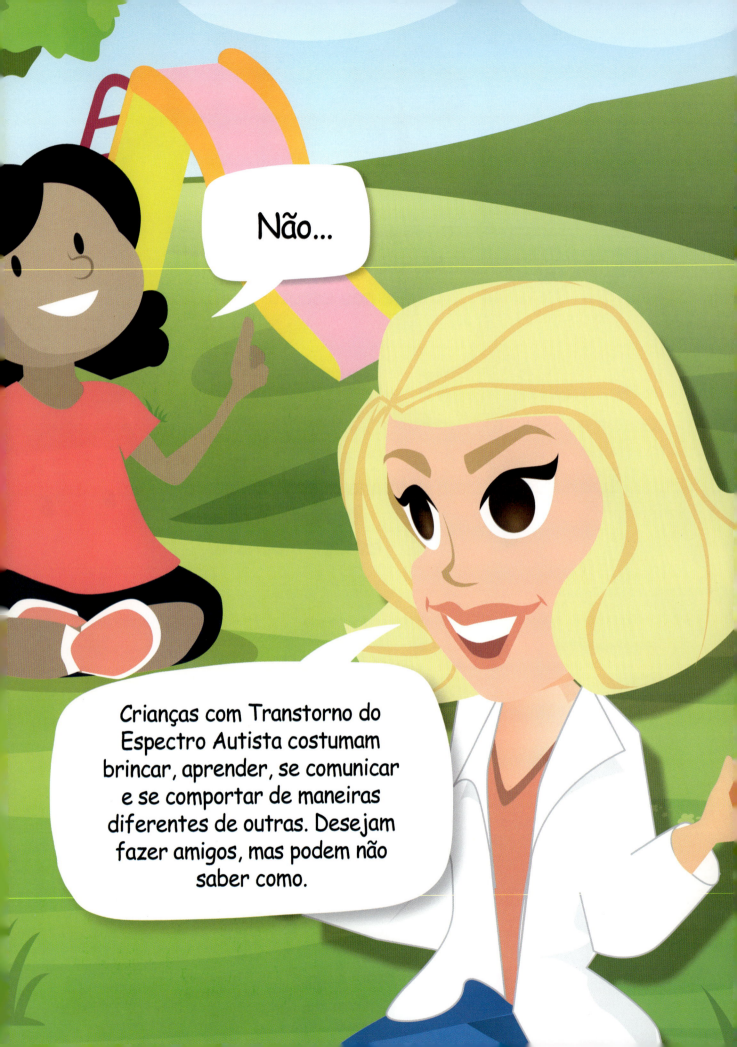

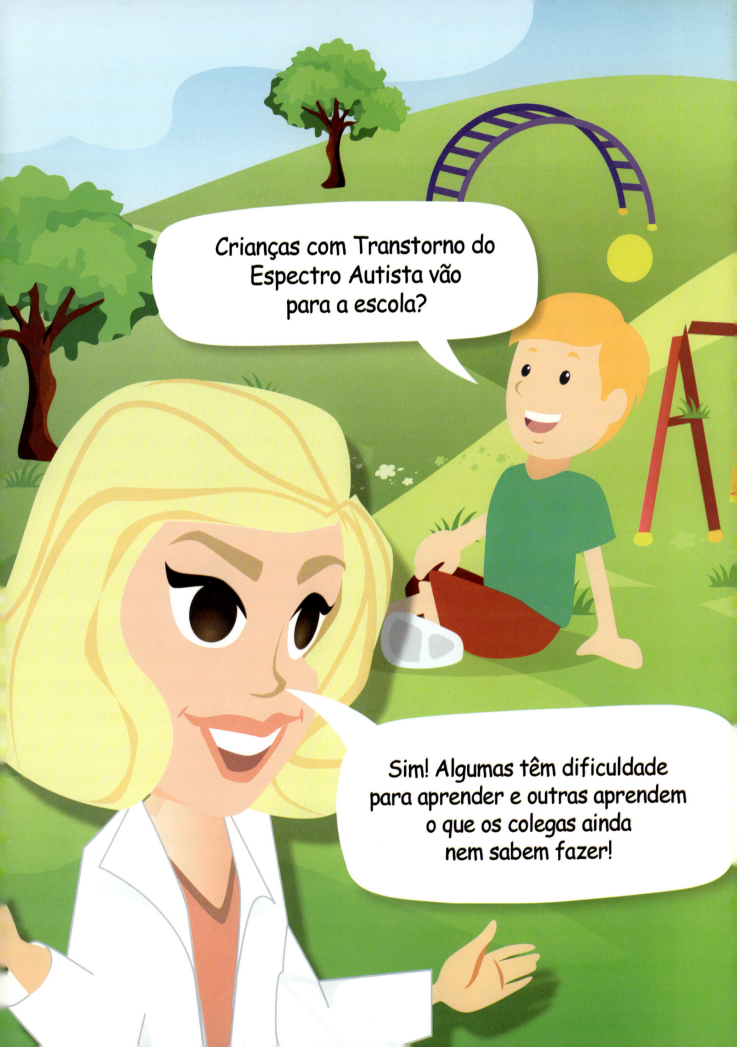

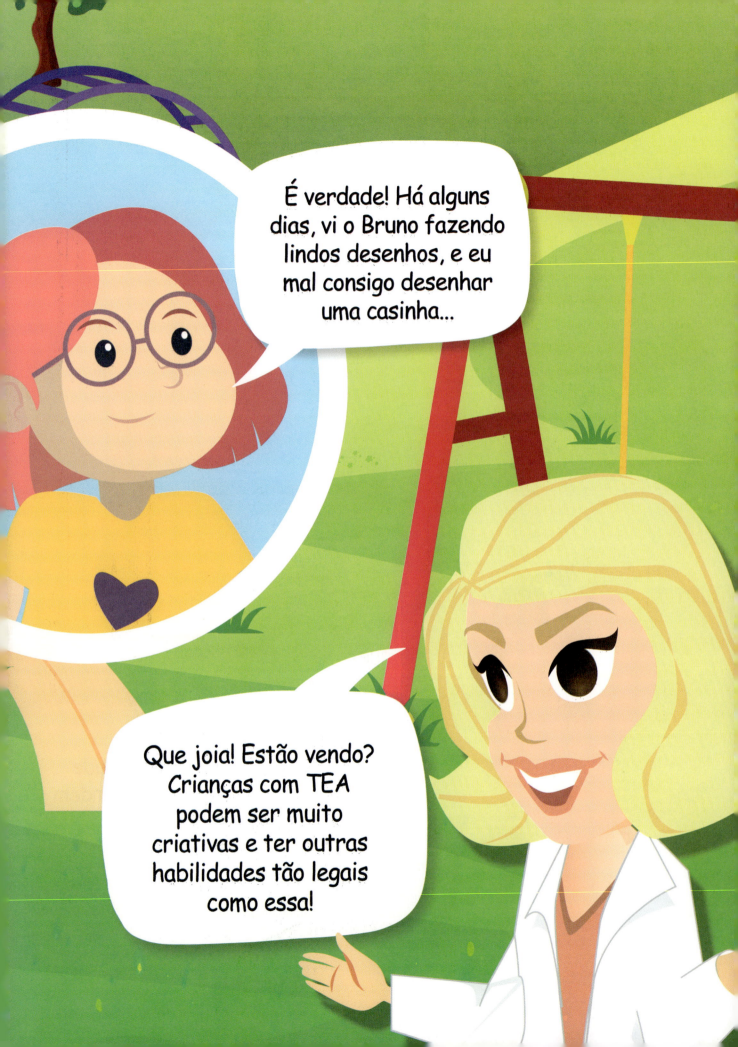

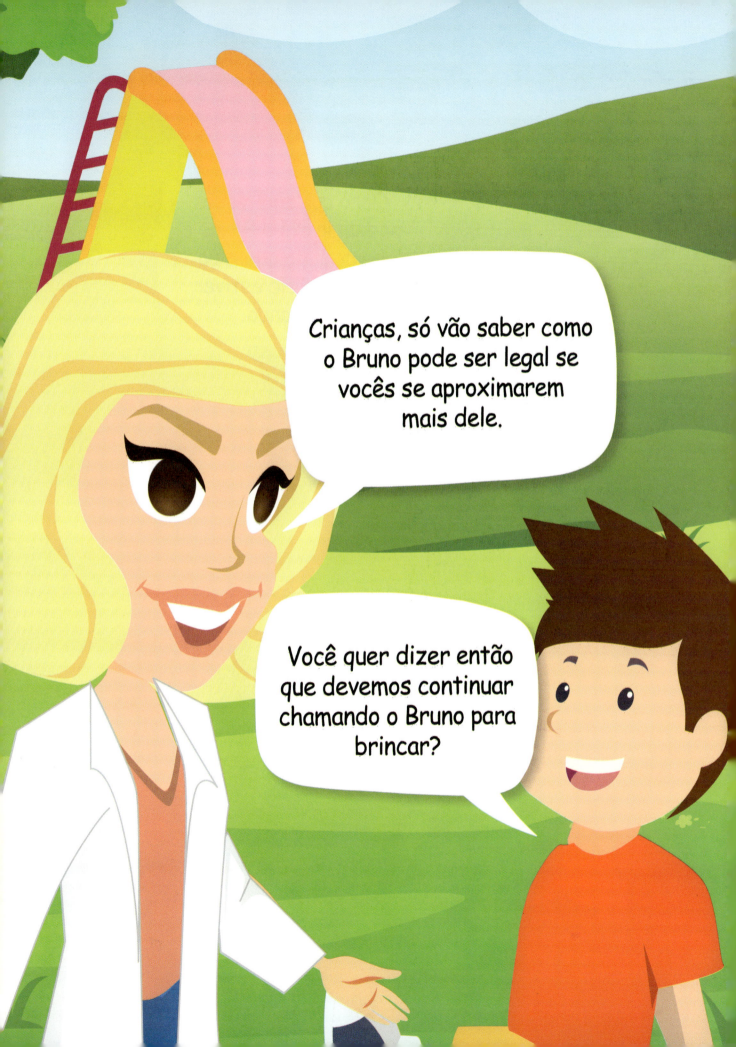

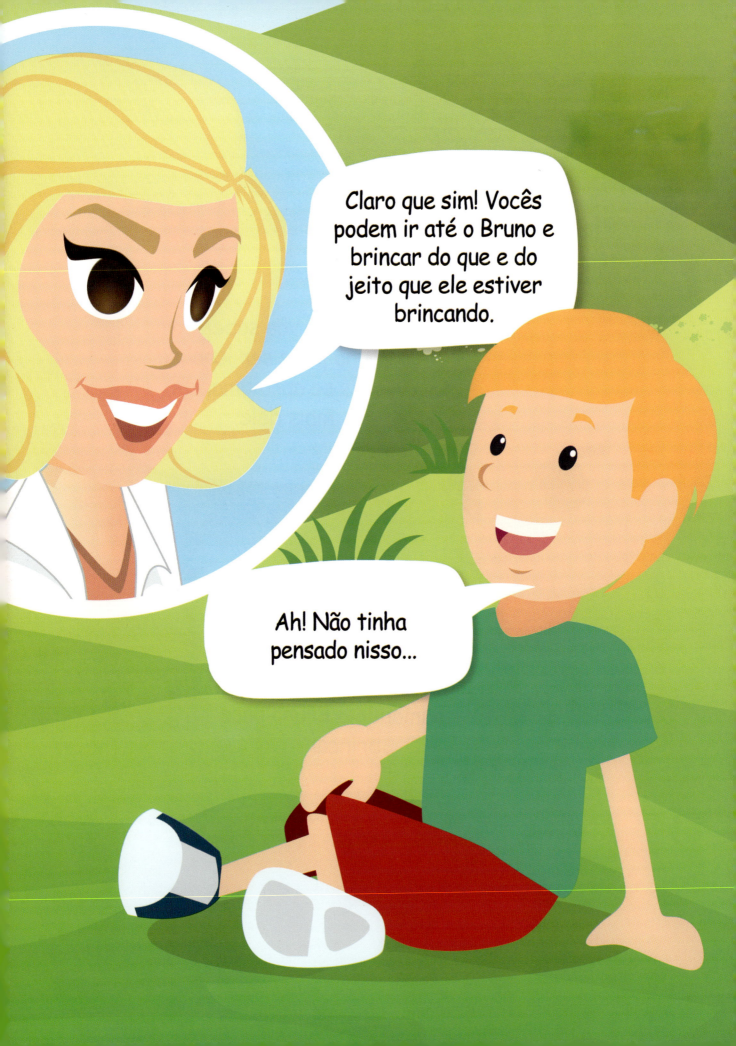

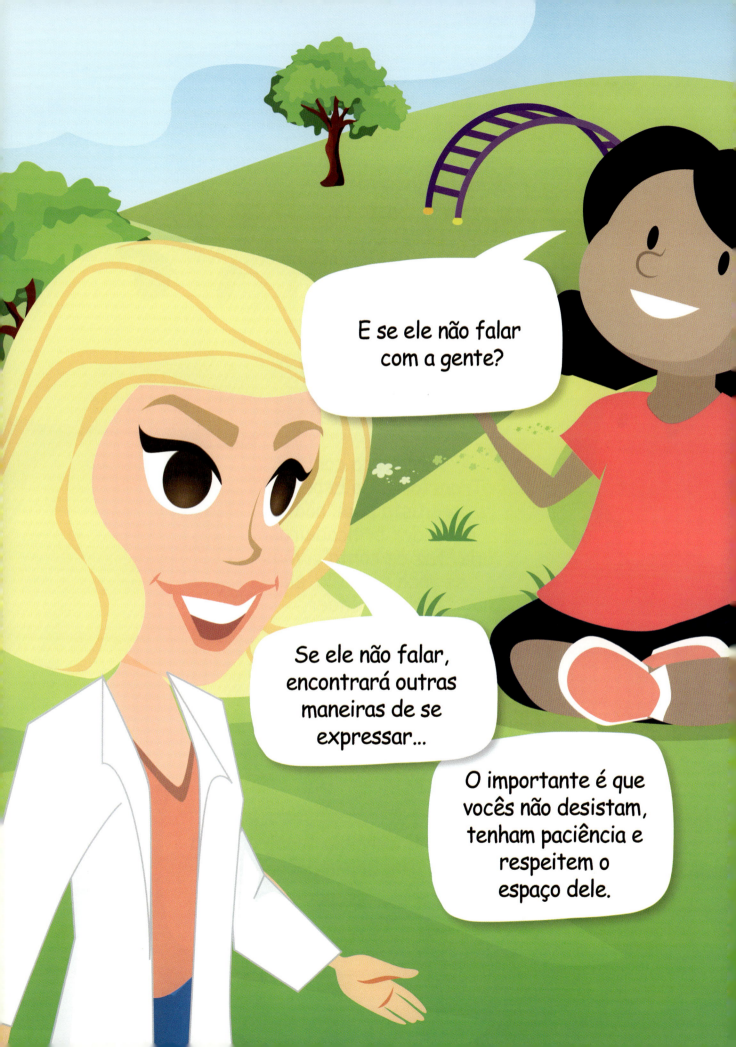

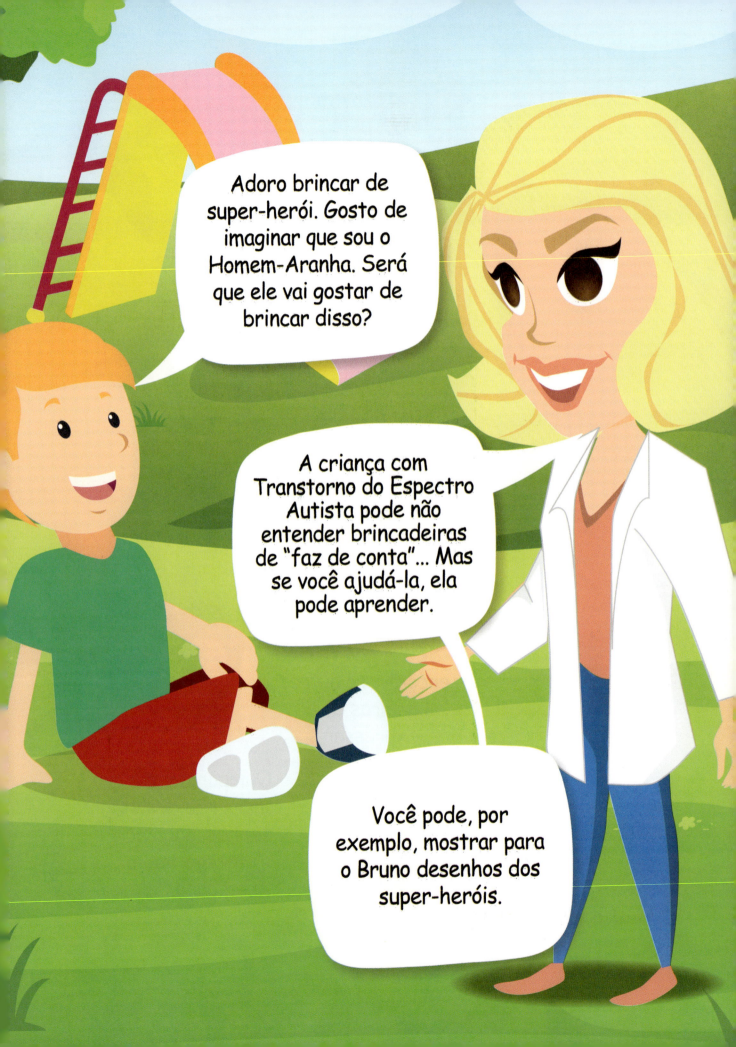

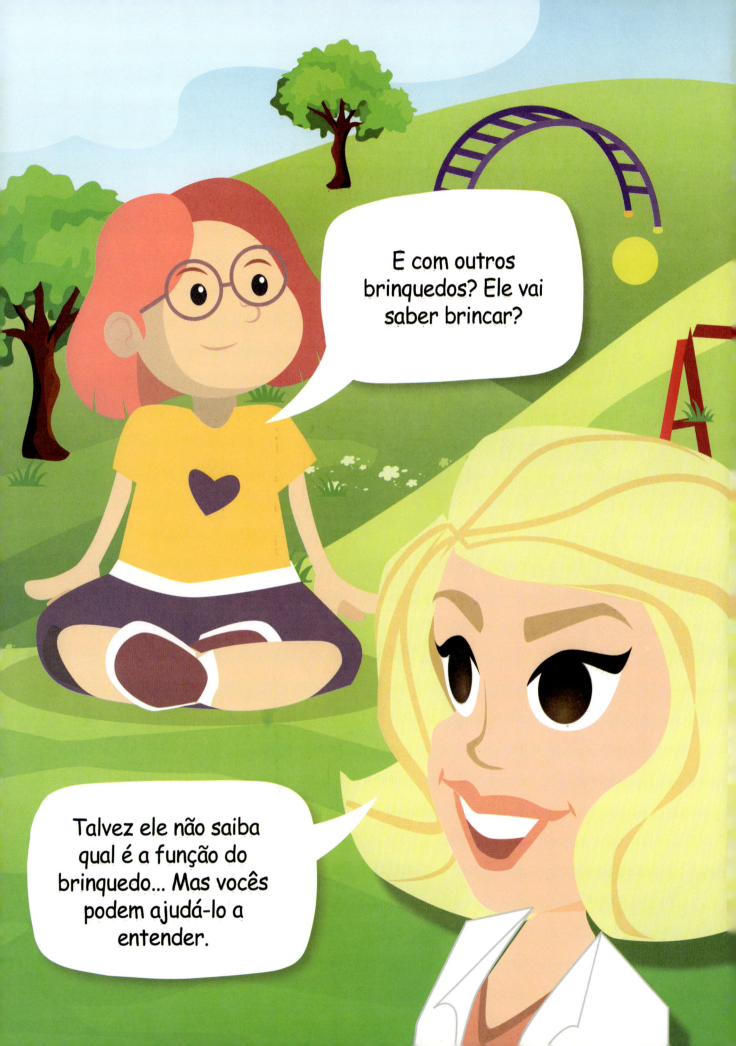

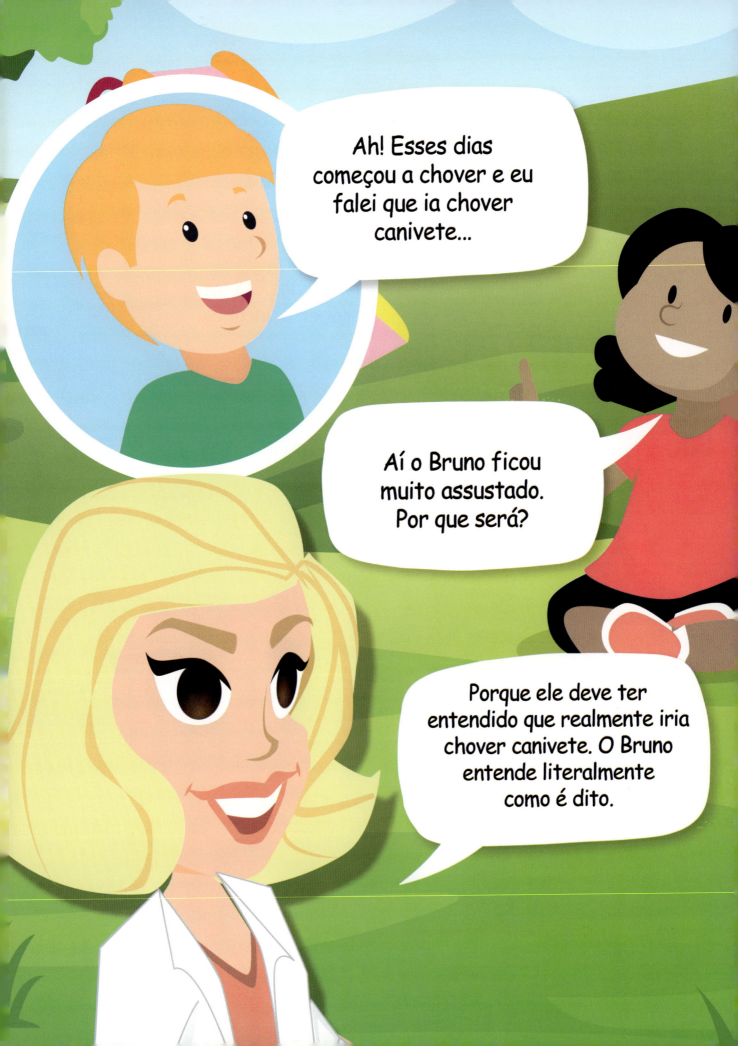

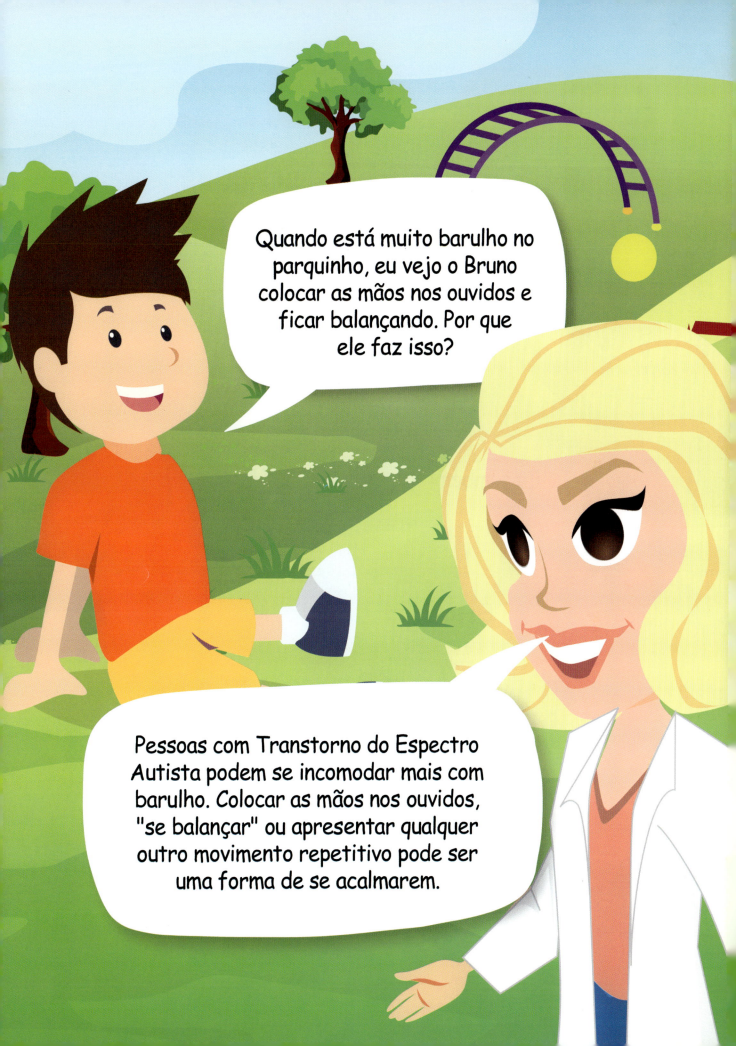

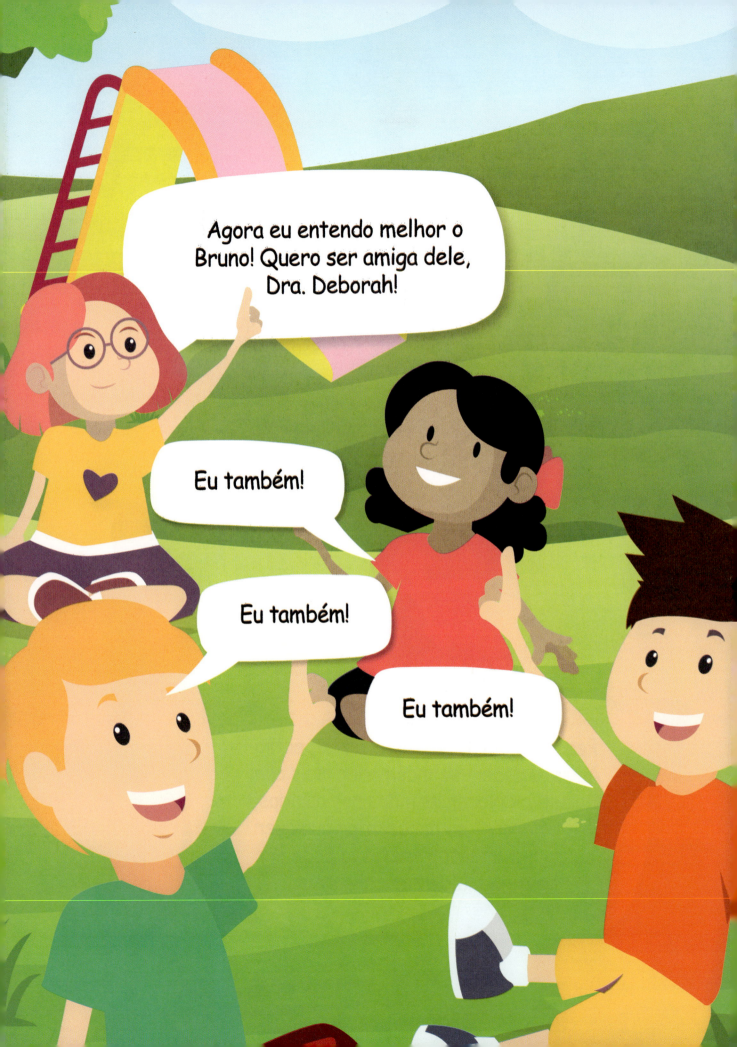

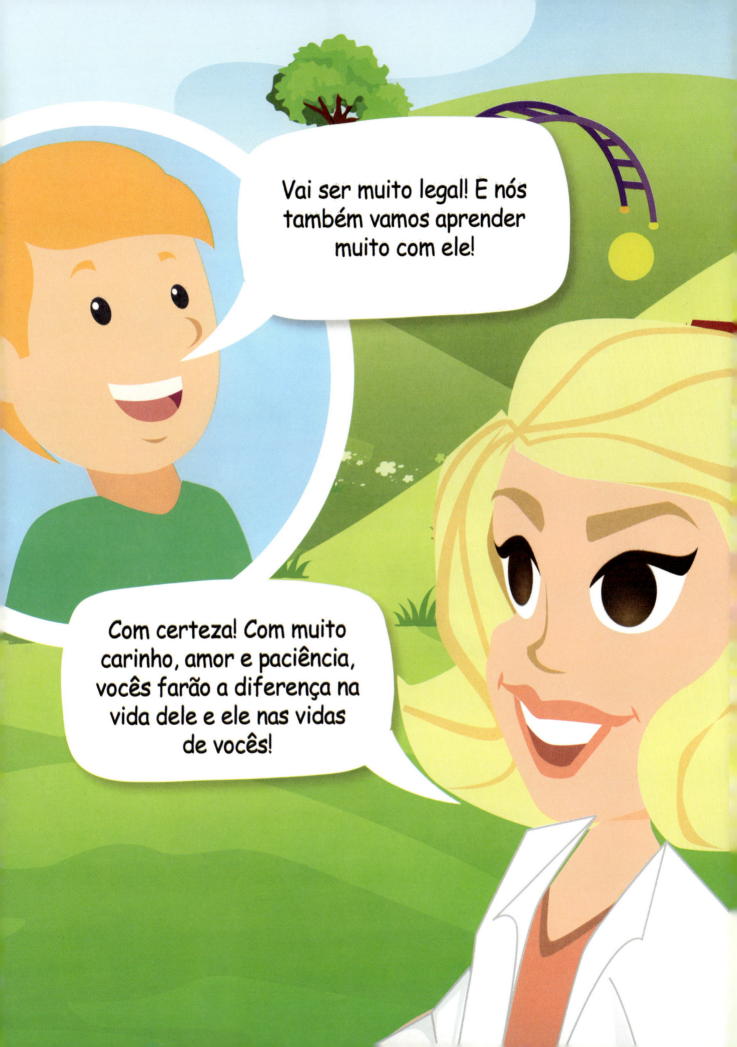

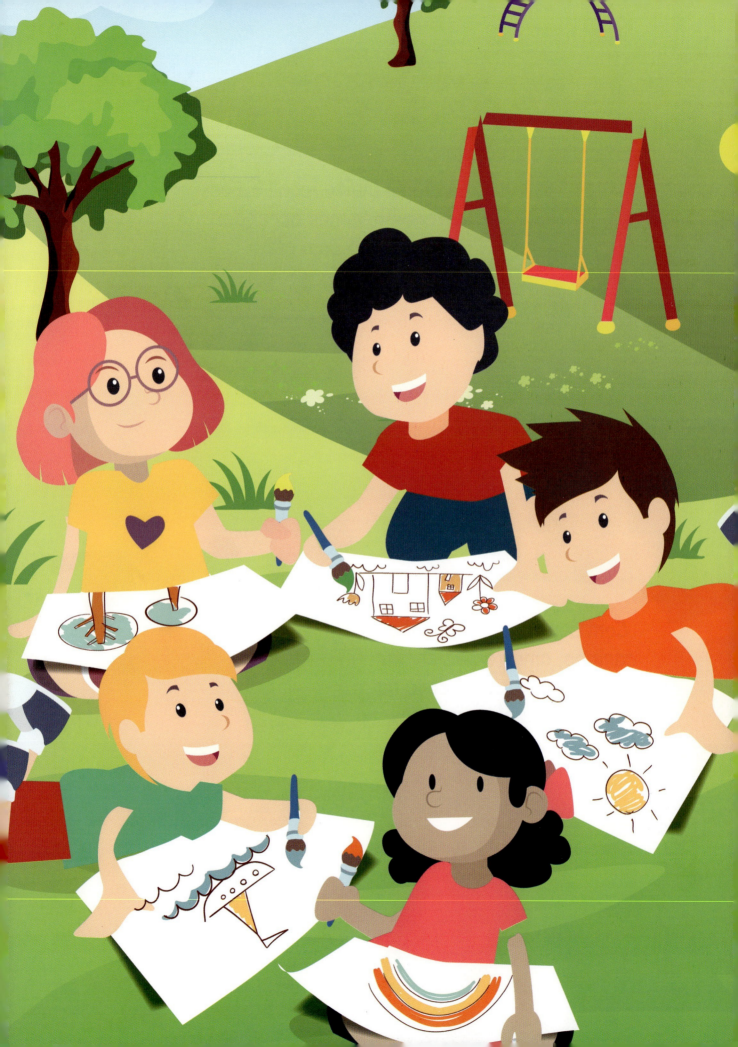

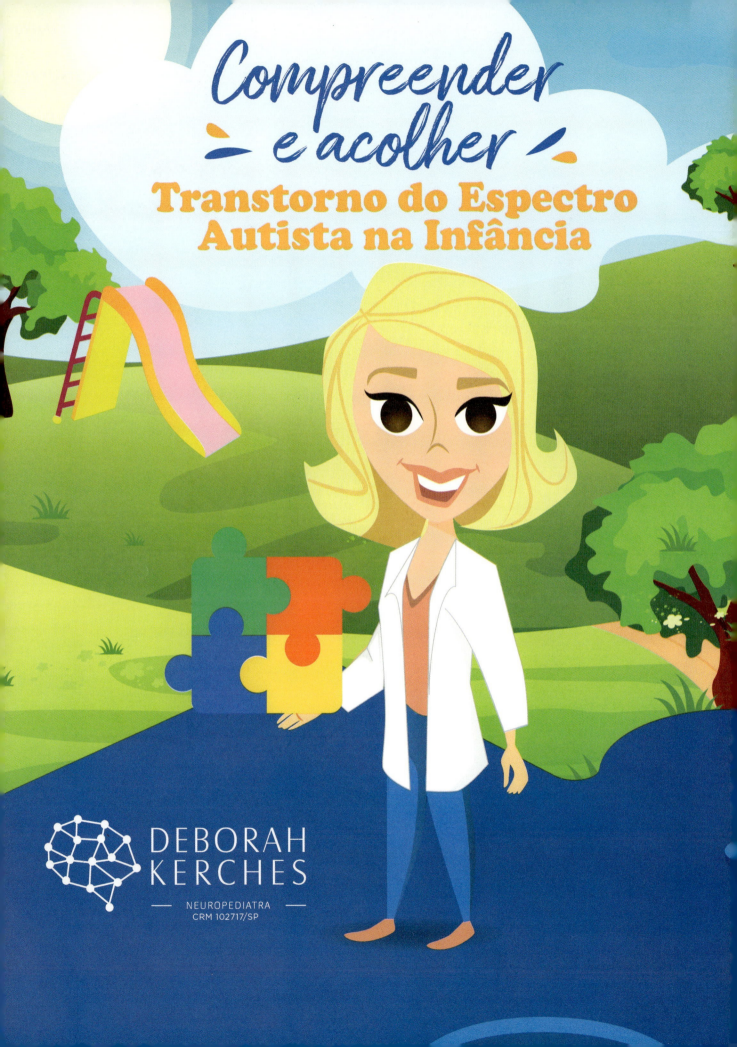

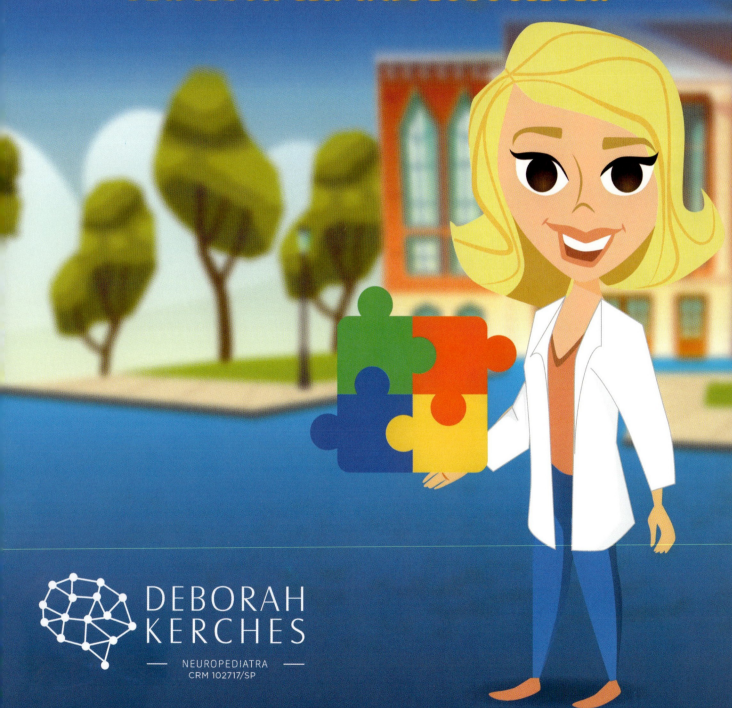

Compreender e acolher

XU, G.; STRATHEARN, L.; LIU, B.; BAO, W. Prevalence of autism spectrum disorder among US children and adolescents, 2014-2016 [published correction appears in JAMA. 2018; 319(5):505]. *JAMA*. 2018; 319(1):81–82.

Contatos da autora Deborah Kerches:

⊙ dradeborahkerches

✉ contato@dradeborahkerches.com.br

SALA, G.; HOOLEY, M.; ATTWOOD, T.; MESIBOV, G. B.; & STOKES, M. A. (2019). Autism and intellectual disabil- ity: A systematic review of sexuality and relationship education. *Sexuality and Disability*, 37(3), 353–382. Disponível em: <https://doi.org/10.1007/s11195-019-09577-4>. Acesso em: 01 de mar. de 2020.

SCHIEVE, L.A.; RICE, C.; DEVINE, O.; MAENNER, M.J.; LEE, L.C.; FITZGE-RALD, R.; et al. Have secular changes in perinatal risk factors contributed to the recent autism prevalence increase? Development and application of a mathematical assessment model. *Ann Epidemiol*. 2011; 21:930-45.

SIEGEL, D. *O cérebro adolescente*. 1. ed. Editora nVersos, 2016.

Steinbrenner, J. R., Hume, K., Odom, S. L., Morin, K. L., Nowell, S. W., Tomaszewski, B., Szendrey, S., McIntyre, N. S., Yücesoy-Özkan, S., & Savage, M. N. (2020). Evidence-based practices for children, youth, and young adults with Autism. The University of North Carolina at Chapel Hill, Frank Porter Graham Child Development Institute, National Clearinghouse on Autism Evidence and Practice Review Team.

STUBBE, D. *Child and Adolescent. Psychiatry: A Pratical Guide*. 1.ed. Filadélfia, PA: Lippincott. Williams &. Wilkins, 2007.

TEIXEIRA, G. *Manual do autismo*. 7. ed. Rio de Janeiro: Editora Best Seller, 2019.

VISCONTI, P.; POSAR, A. *Alterações sensoriais em crianças com transtorno do espectro do autismo*. J. Pediatr. (Rio J.) vol. 94, no. 4. Porto Alegre, Jul/Aug. 2018.

Lai, M.-C., Lombardo, M. V., Pasco, G., Ruigrok, A. N. V., Wheelwright, S. J., Sadek, S. A., et al. (2011). A behavioral comparison of male and female adults with high functioning autism spectrum conditions. PLoS One, 6(6), e20835. https://doi.org/10.1371/journal.pone.0020835

World Health Organization. ICD-11 for mortality and morbidity statistics. Version: 2019 April. Geneva: WHO; 2019 (cited 2019 Aug 20). Disponível em: https://icd.who.int/browse11/l-m/en. Acesso em 01 dezembro de 2021.

Matson, J. L., & Kozlowski, A. M. (2011). The increasing prevalence of autism spectrum disorders. Research in Autism Spectrum Disorders, 5(1), 418-425. https://doi.org/10.1016/j.rasd.2010.06.004

MATSON JL, GOLDIN R. *Comorbidity and autism: Trends, topics and future directions.* Res Autism Spect Dis. 2013; 7:1228-33.

MOMO, A.; & SILVESTRE, C. Integração sensorial nos transtornos do espectro do autismo. In: Schwartzman, J.S., & Araújo, C.A. *Transtornos do Espectro do Autismo.* São Paulo: Mennon, 2011.

National Autism Center (2009). Evidence-based practice and autism in the schools: A guide to providing appropriate interventions to students with autism spectrum disorders.

OMS - Organização Mundial de Saúde. Meeting report: autism spectrum disorders and other developmental disorders: from raising awareness to building capacity. 2013 OZONOFF, Sally et al. A prospective study of the emergence of early behavioral signs of autism. *Journal of the American Academy of Child & Adolescent Psychiatry*, v. 49, n. 3, p. 256-266. e2, 2010.

Pastorino, GMG, Operto FF & Coppola G (2020). "Pharmacology in Autism Spectrum Disorder: How, When and Why." Broad Research in Artificial Intelligence and Neuroscience 11: 47-56.

PONDE, M.P.; NOVAES, C.M. AND LOSAPIO, M.F. Frequência de sintomas de transtorno de déficit de atenção e hiperatividade em crianças autistas. *Arq. Neuro-Psiquiatr.* [online]. 2010, vol.68, n.1, pp.103-106. ISSN 0004-282X. Disponível em: <http://dx.doi.org/10.1590/S0004-282X2010000100022>. Acesso em: 01 de mar. de 2020.

Raymaker, D. M., Teo, A. R., Steckler, N. A., Lentz, B., Scharer, M., Delos Santos, A., ... & Nicolaidis, C. (2020). "Having all of your internal resources exhausted beyond measure and being left with no clean-up crew": Defining autistic burnout. Autism in Adulthood, 2(2), 132-143.

mental Disorders, 1-12.

JACQUEMONT, S.; COE, B.P.; HERSCH, M. et al. A higher mutational burden in females supports a "female protective model" in neurodevelopmental disorders. *American Journal of Human Genetics* 94(3):415-25, 2014.

JIN, Y. et al. Pathogenetical and Neurophysiological Features of Patients with Autism Spectrum Disorder: Phenomena and Diagnoses. *J. Clin. Med.* 2019, 8, 1588; doi:10.3390/jcm8101588.

KANNER, L. Autistic Disturbances of Affective Contact. *Nervous Child*, n. 2, 1943 p. 217-250.

KANNER, L.; EISENBERG, L. Early infantile autism 1943-1955. Am. J. *Orthopsychiatry*, 1956.

LAMEIRA, A. P.; GAWRYSZEWSKI, L. de G.; PEREIRA JR, A. Neurônios Espelho. *Psicol. USP*, vol 17 n.4, SP, 2006.

Loomes, R., Hull, L., & Mandy, W. P. L. (2017). What is the male-to-female ratio in autism spectrum disorder? A systematic review and meta-analysis. Journal of the American Academy of Child & Adolescent Psychiatry, 56(6), 466-474. https://doi.org/10.1016/j.jaac.2017.03.013

LOVAAS, O. I. Behavioral Treatment and Normal Educational and Intellectual Functioning in Young Autistic Children. *Journal of Consulting & Clinical Psychology*, 55, 3-9, 1987.

MACHADO, A. C.; BELLO, S. F. Habilidades sociocomunicativas e de atenção compartilhada em bebês típicos da primeira infância. *Rev. psicopedag.* vol. 32 no. 98. São Paulo, 2015.

Maenner, M. J., Shaw, K. A., Bakian, A. V., Bilder, D. A., Durkin, M. S., Esler, A., ... & Cogswell, M. E. (2021). Prevalence and Characteristics of Autism Spectrum Disorder Among Children Aged 8 Years-Autism and Developmental Disabilities Monitoring Network, 11 Sites, United States, 2018. Morbidity and Mortality Weekly report. Surveillance Summaries (Washington, DC: 2002), 70(11), 1-16. https://doi.org/10.15585/mmwr.ss7011a1

ging. *Brain Crosstalk in Puberty and Adolescence.* New York: Springer, 2015.

GOTHAM, K.; BRUNWASSER, S.M., LORD, C. *Depressive and anxiety symptom trajectories from school age through young adulthood in samples with autism spectrum disorder and developmental delay.* J Am Acad Child Adolesc Psychiatry. 2015;54(5): 369–376.

GRANDIN, T; PANEK, R. *O cérebro autista pensando através do espectro.* 1. ed. Rio de Janeiro: Editora Record, 2015.

HAZEN, E. P.; et al. *Sensory Symptoms in Autism Spectrum Disorders.* Harvard Review of Psychiatry: March/April 2014 - Volume 22 - Issue 2 - p 112–124.

HEDGES, S.; WHITE, T., & SMITH, L. (2014, May). *Depression in adolescents with ASD* (Autism at-a-Glance Brief). Chapel Hill: The University of North Carolina, Frank Porter Graham Child Development Institute, CSESA Development Team.

HYMAN, S. L.; LEVY, S.E.; MYERS, S. M.; American Academy of Pediatrics, Council on Children With Disabilities and Section on Developmental and Behavioral Pediatrics. *Clinical report: identification, evaluation, and management of children with autism spectrum disorder.* Pediatrics, v. 145, n. 1, January 2020.

Hull, L., Mandy, W., Lai, M.-C., Baron-Cohen, S., Allison, C., Smith, P., & Petrides, K. V. (2018). Development and Validation of the Camouflaging Autistic Traits Questionnaire (CAT-Q). Journal of Autism and Developmental Disorders, 49(3), 819–833. http://dx.doi.org/10.1007/s10803-018-3792-6

Hull, L., Petrides, K. V., Allison, C., Smith, P., Baron-Cohen, S., Lai, M.-C., & Mandy,

W. (2017). "Putting on My Best Normal": Social Camouflaging in Adults with Autism Spectrum Conditions. Journal of Autism and Developmental Disorders,

47(8), 2519–2534. http://dx.doi.org/10.1007/s10803-017-3166-5

Hull, L., Petrides, K. V., & Mandy, W. (2020). The female autism phenotype and camouflaging: A narrative review. Review Journal of Autism and Develop-

phenotype. Journal of Autism and Developmental Disorders, 46(10), 3281–3294. https://doi.org/10.1007/s10803-016-2872-8.

BARON-COHEN, S., et. al.. Psychological markers of autism at 18 months of age in a large population. *British Journal of Psychiatry*, 168, 1996, 158-163.

BARON-COHEN, Simon; FRITH, Uta; LESLIE, Alan. Does the autistic child have a 'theory of mind'? *Cognition*, 21: 37-46, 1985.

Bearss, K., Johnson, C., Smith, T., Lecavalier, L., Swiezy, N., Aman, M., ... & Scahill, L. (2015). *Effect of parent training vs parent education on behavioral problems in children with autism spectrum disorder: a randomized clinical trial.* Jama, 313(15), 1524-1533. http://doi.org/10.1001/jama.2015.315

CASE, B.J.; HELLER, A.S.; GEE, D.G.; COHEN, A.O. *Development of the emotional brain.* Neurosci Lett. 2017; 17; in press.

Cassidy, S., Bradley, L., Shaw, R., & Baron-Cohen, S. (2018). *Risk markers for suicidality in autistic adults.* Molecular Autism, 9(42), 1–14. https://doi.org/10.1186/s13229-018-0226-4.

CDC – Centers for Disease Control and Prevention, 2020. *Autism Prevalence Rises in Communities Monitored.* Disponível em: <https://www.cdc.gov/media/releases/2020/p0326-autism-prevalence-rises.html#:~:text=One%20in%2054%208%2Dyear,Report%20(MMWR)%20Surveillance%20Summary>. Acesso em: 01 de mar. de 2020.

CENTERS FOR DISEASE CONTROL AND PREVENTION. Learn the signs. *Act Early.* 2008. Disponível em: <https://www.cdc.gov/ncbddd/actearly/index.html>. Acesso em: 01 de mar. de 2020.

DEPARTAMENTO CIENTÍFICO DE PEDIATRIA DO DESENVOLVIMENTO E COMPORTAMENTO. *Manual de orientação: Transtorno do Espectro do Autismo.* Número 5, 2019. Disponível em: <https://www.sbp.com.br/fileadmin/user_upload/21775c-MO_-_Transtorno_do_Espectro_do_Autismo.pdf>. Acesso em: 1 de mar. de 2020.

GIEDD, J.N.; DENKER, A.H. The adolescent brain: insights from neuroima-

Referências

AMERICAN PSYCHIATRIC ASSOCIATION. *Diagnostic and statistical manual of mental disorders (DSM-5)*. 5th ed. Washington, DC: American Psychiatric Association, 2013.

ANDRADE, A.A.; OLIVEIRA, A.L. & TEIXEIRA, I. A. Treinamento de pais. In: Walter Camargos Jr et col.(orgs) *Intervenção precoce no autismo*. 1. ed. Belo Horizonte: Editora Artesã, 2017.

ASSUNÇÃO, F. e KUCZYNSKI,E. *Tratado de Psiquiatria da infância e adolescência*. São Paulo: Editora Atheneu, 2003.

AYRES, A. J. *Characteristics of types of sensory integrative dysfunction*. American Journal of Occupational Therapy, 25, 329-334, 1971.

AYRES, A.J. *Sensory integration and the child*. Los Angeles, CA: Western Psychological Services, 2013.

BAGAIOLO, L. & PACÍFICO, C.R. Orientação e treino de pais. In: Cintia Perez Duarte, Luciana Coltri e Silva & Renata de Lima Velloso (orgs). *Estratégias da Análise do Comportamento Aplicada para pessoas com Transtorno do Espectro do Autismo*. 1. ed. São Paulo: Memnon, 2018.

BAGAIOLO, L.; GUILHARDI, C.; ROMANO, C. Análise aplicada do comportamento – ABA. In: SCHWARTZMAN, J. S.; ARAÚJO, C. A. de. *Transtornos do Espectro do autismo – TEA*. São Paulo: Memnon, 2011. p. 278- 296.

BALLAN, M. S. Parental Perspectives of Communication about Sexuality in Families of Children with Autism Spectrum Disorders. *Journal of Autism Developmental Disorders*, v. 42, p. 676-684, 2012.

BARBARESI, W. J. *The meaning of "regression" in children with autism spectrum disorder: why does it matter?* J. Dev. Behav. Pediatr. 2016; 37(6):506–507.

Bargiela, S., Steward, R., & Mandy, W. (2016). *The experiences of latediagnosed women with autism Spectrum conditions: An investigation of the female autism*

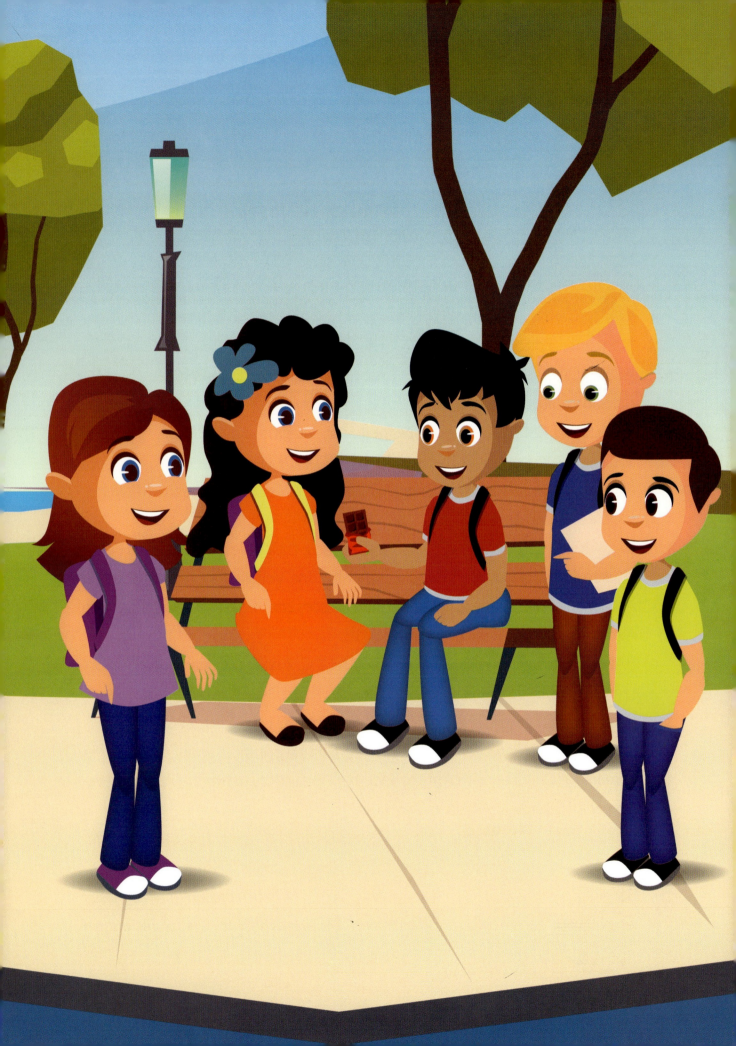

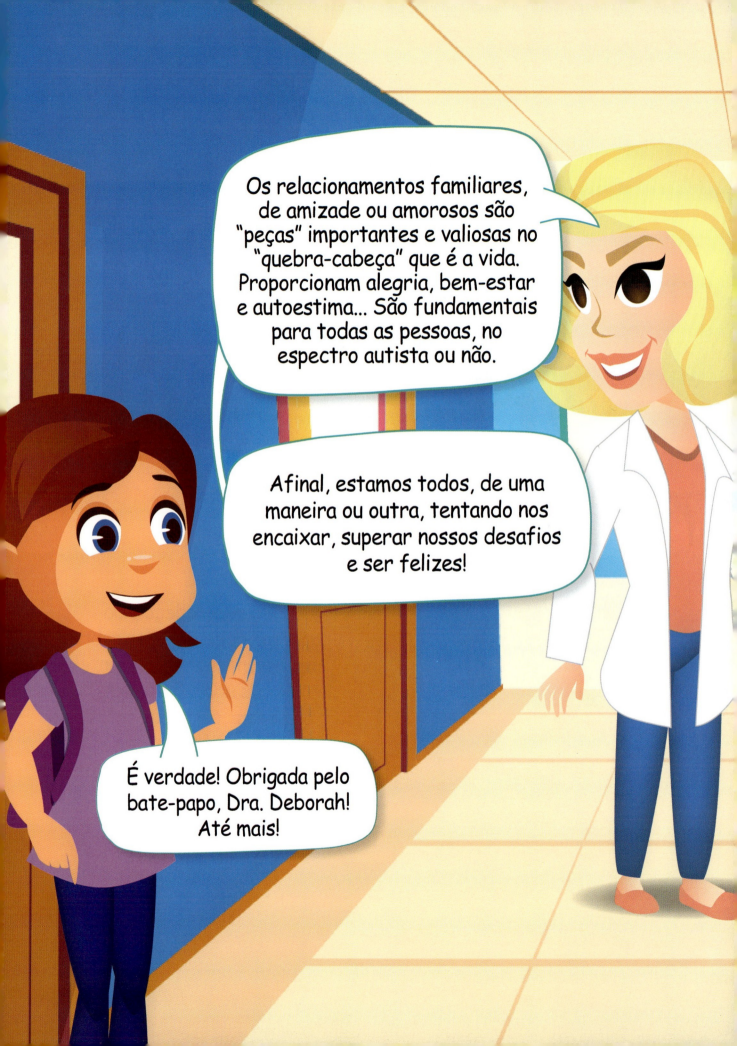

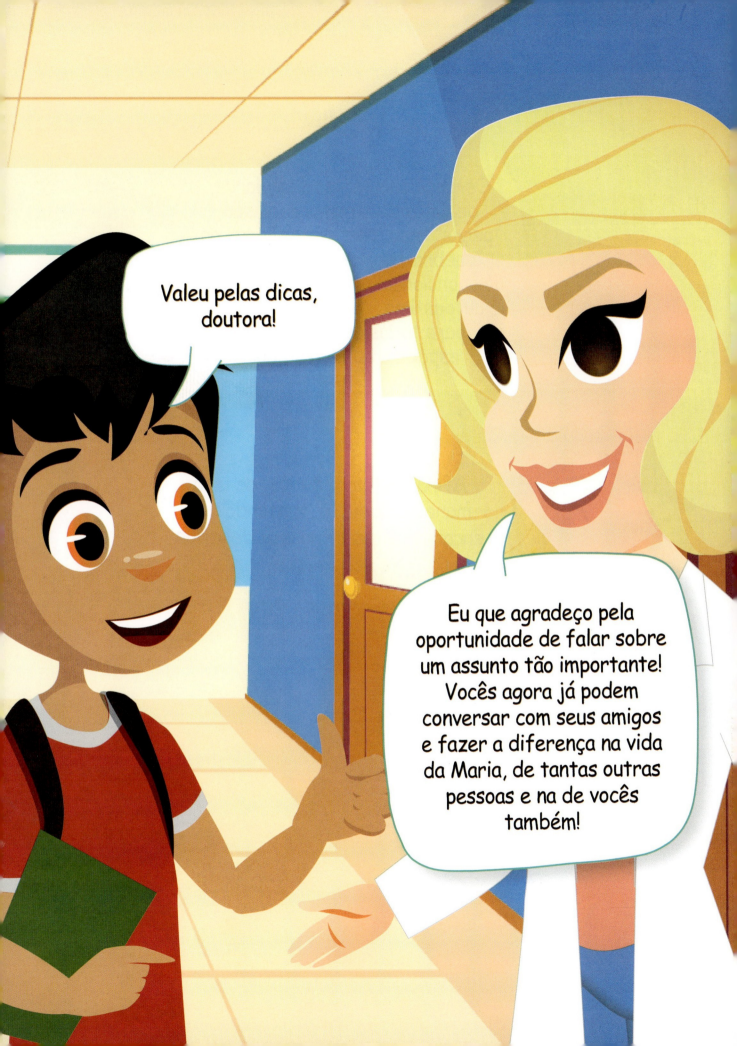

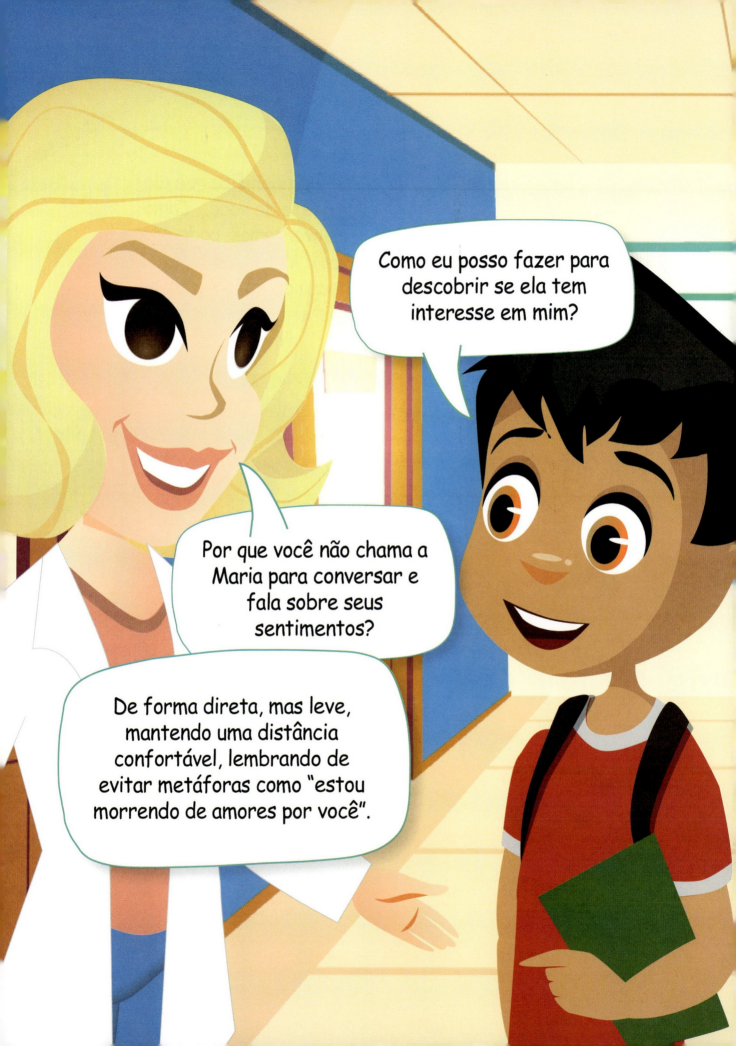

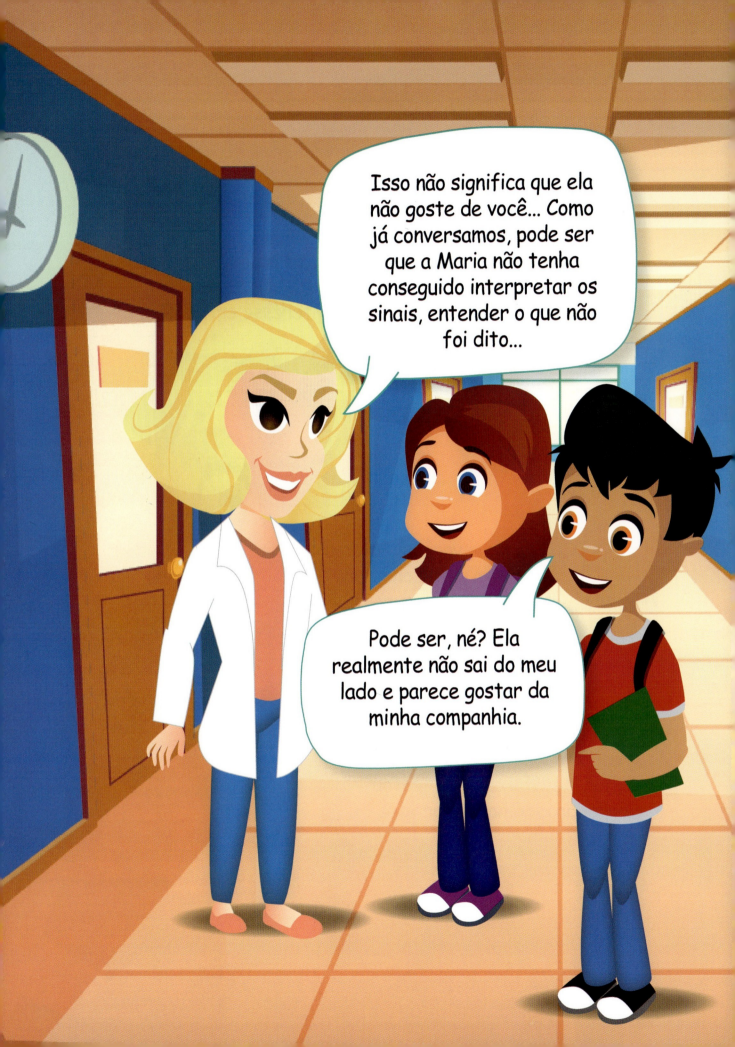

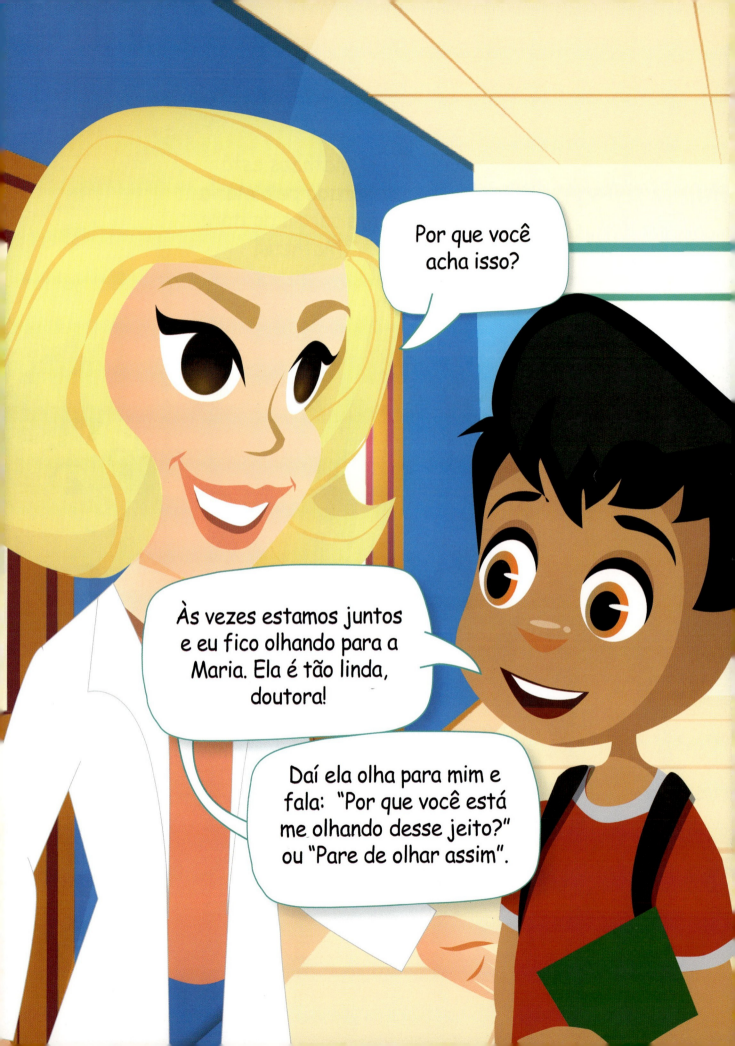

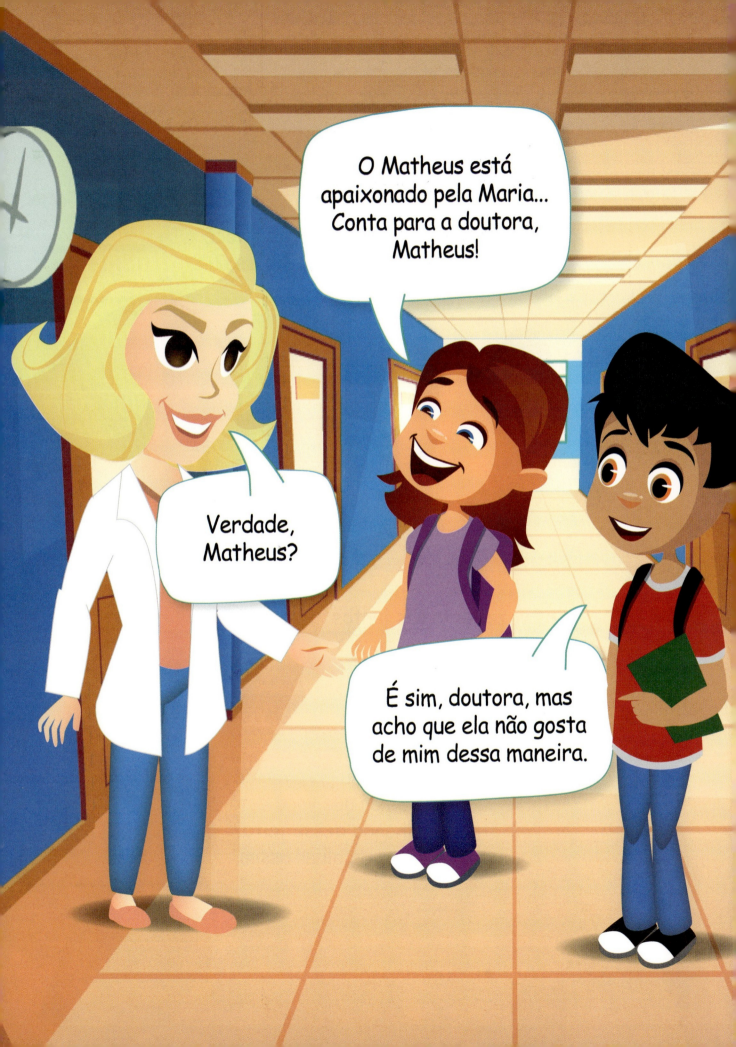

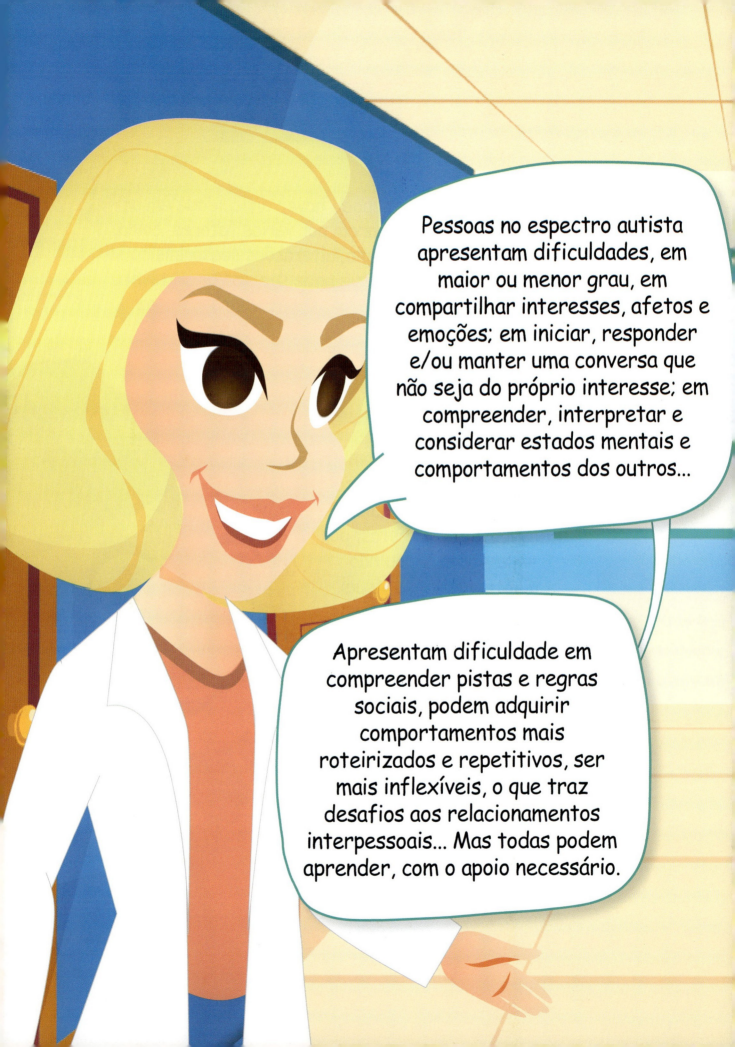

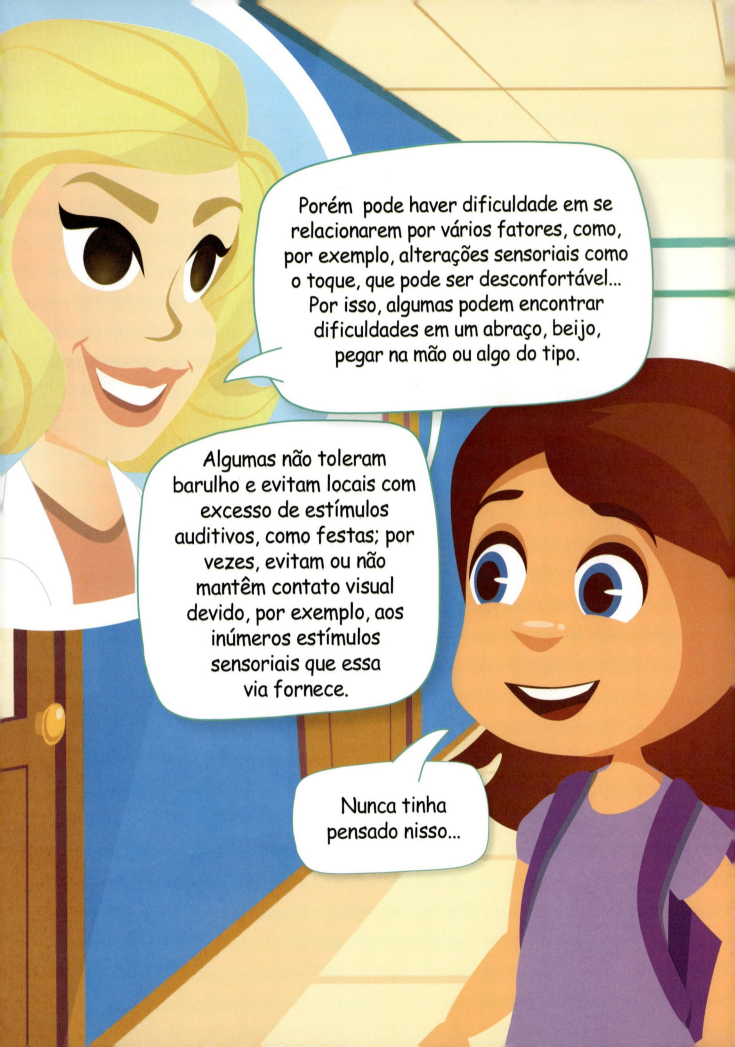

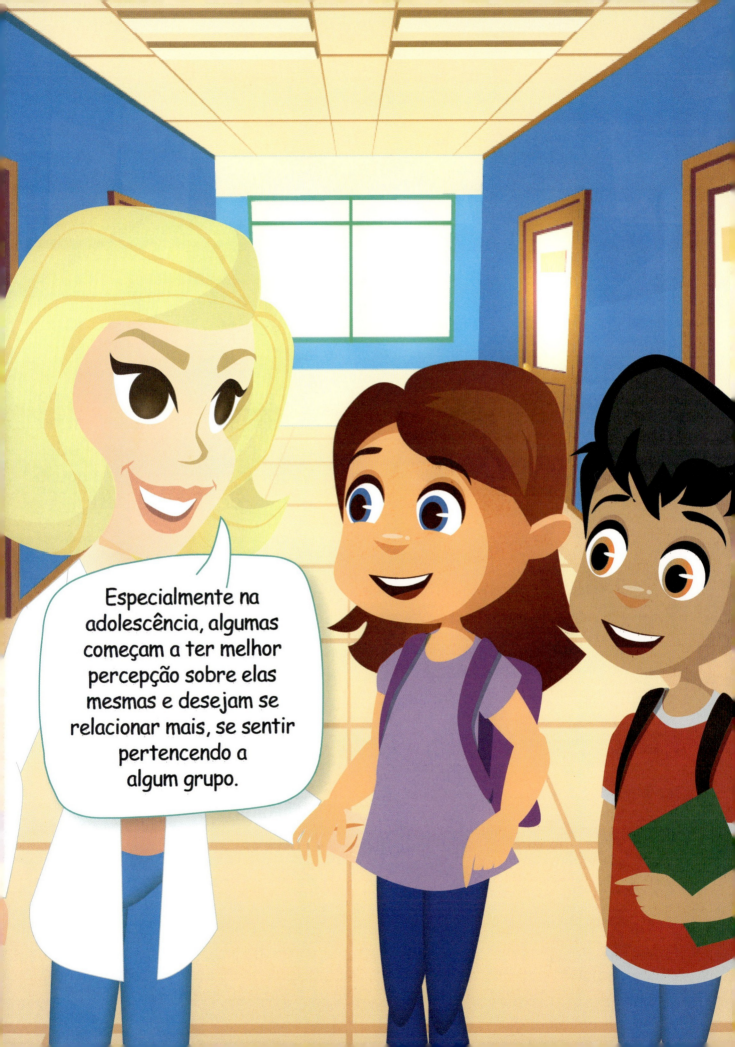

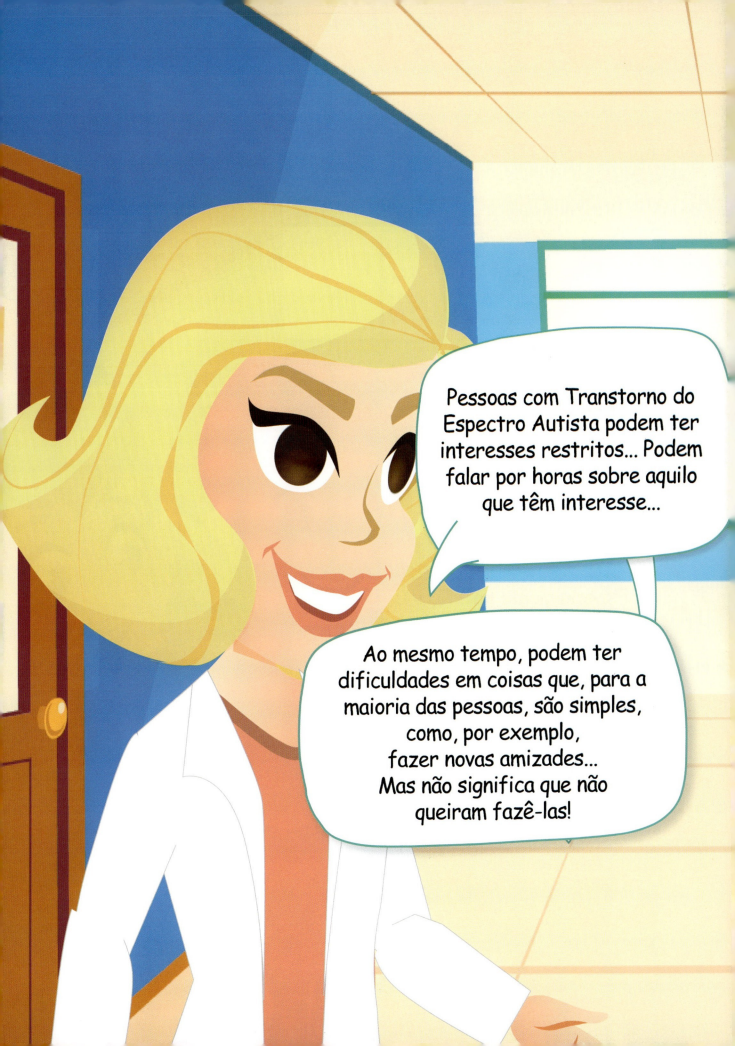

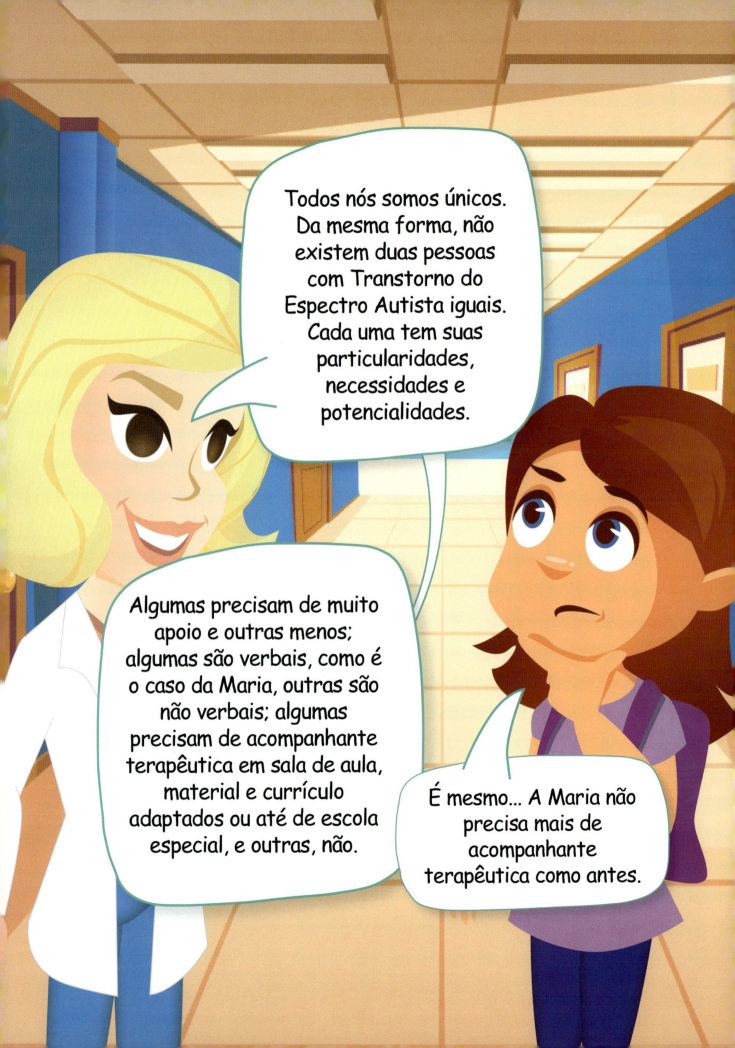

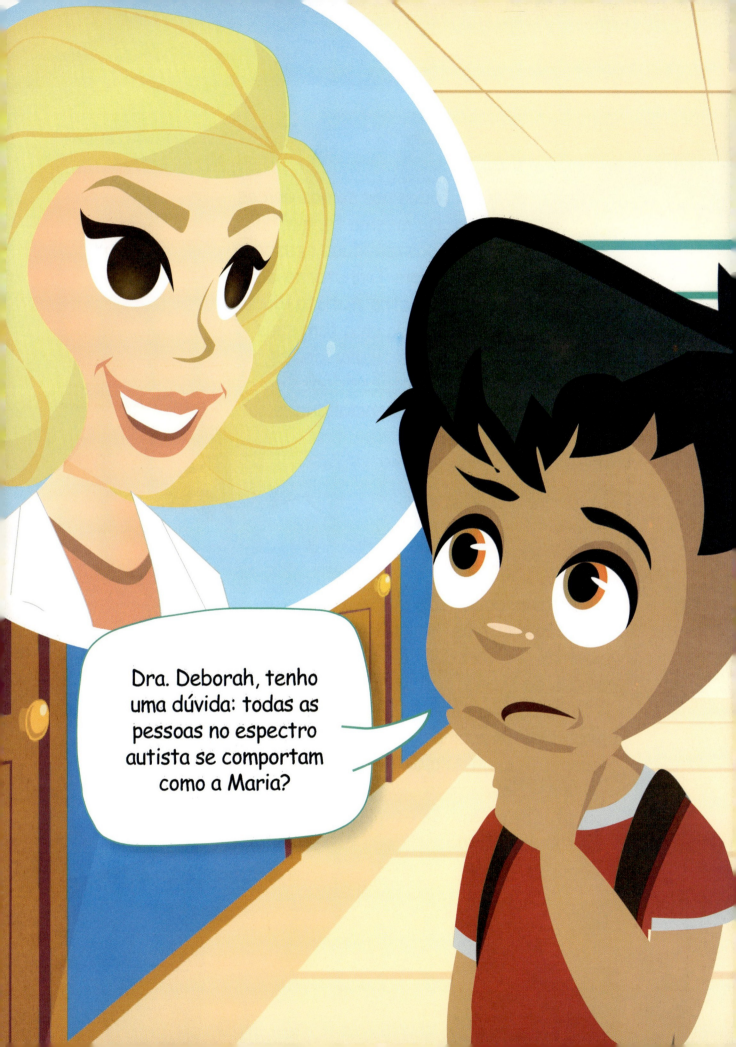

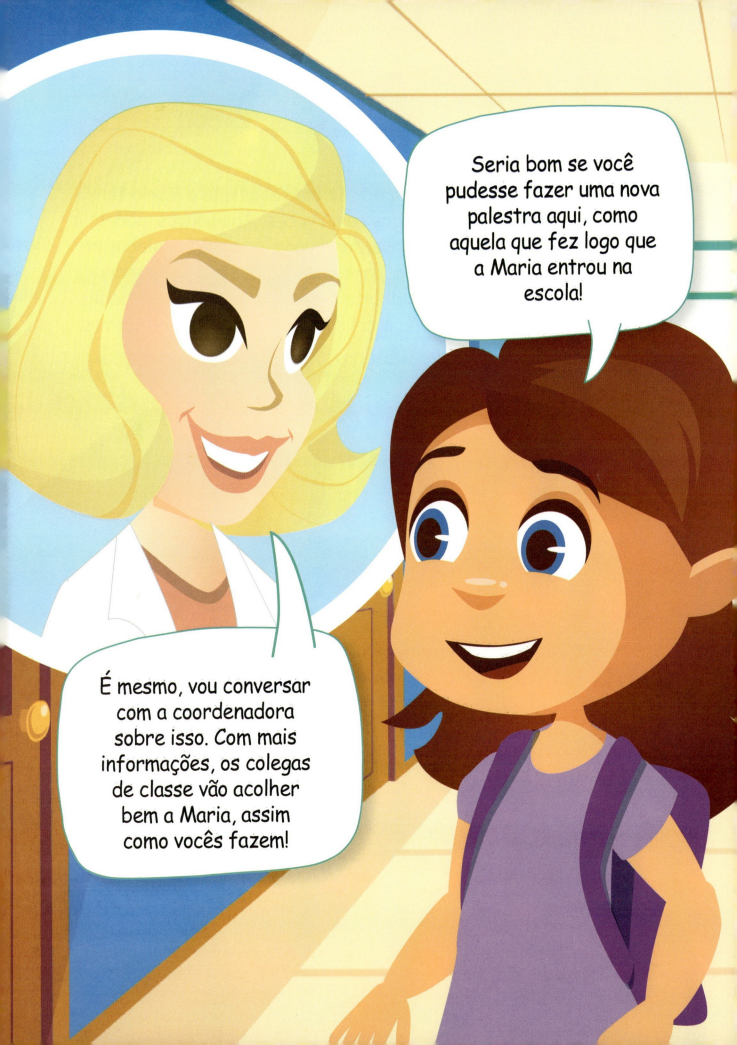

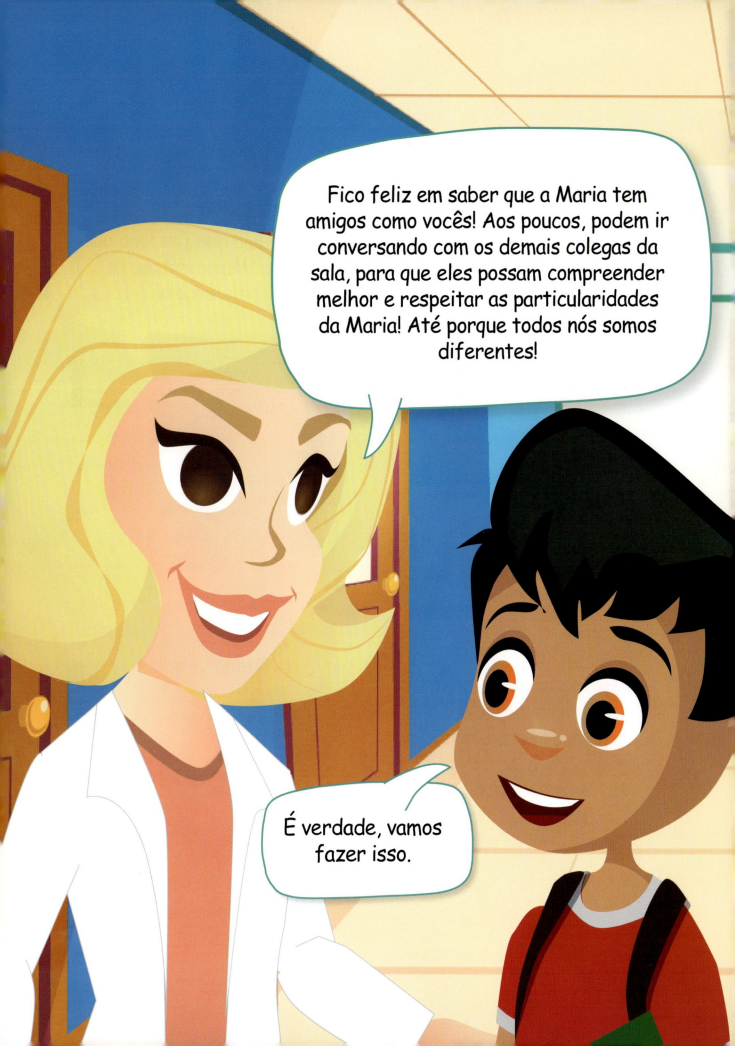

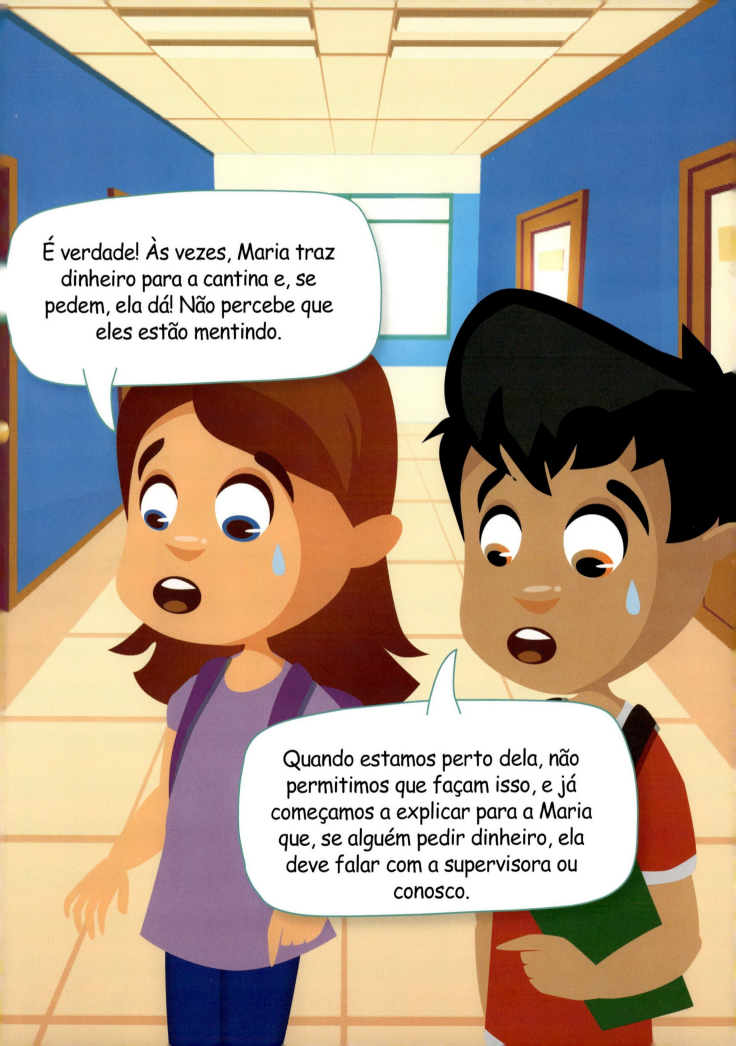

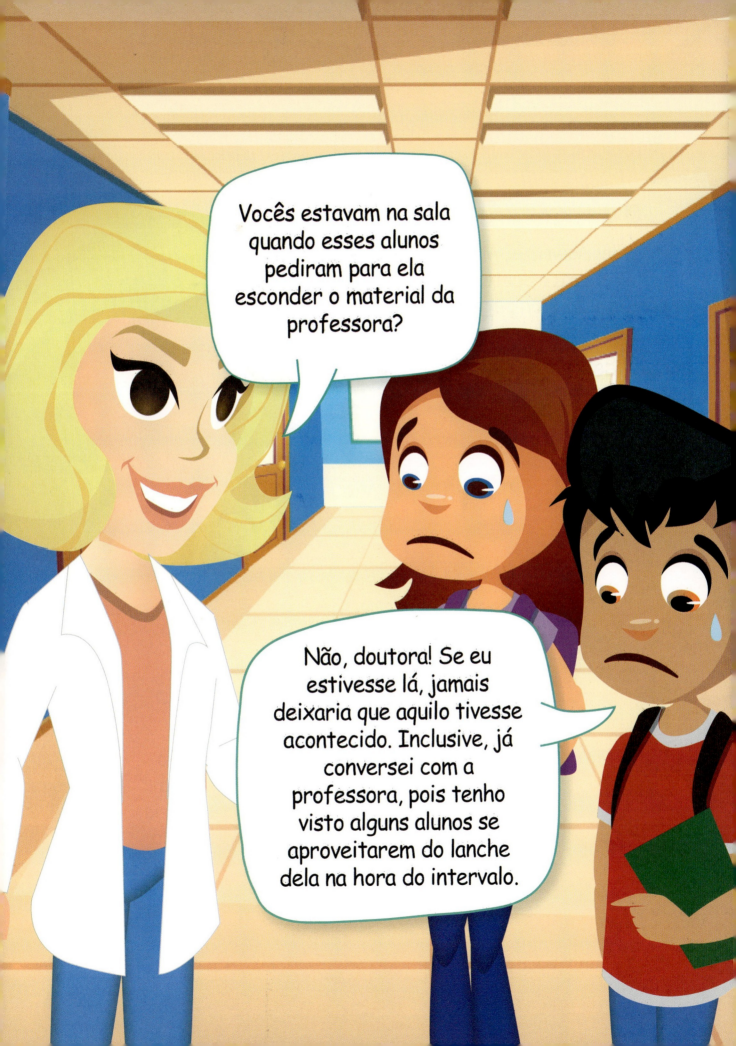

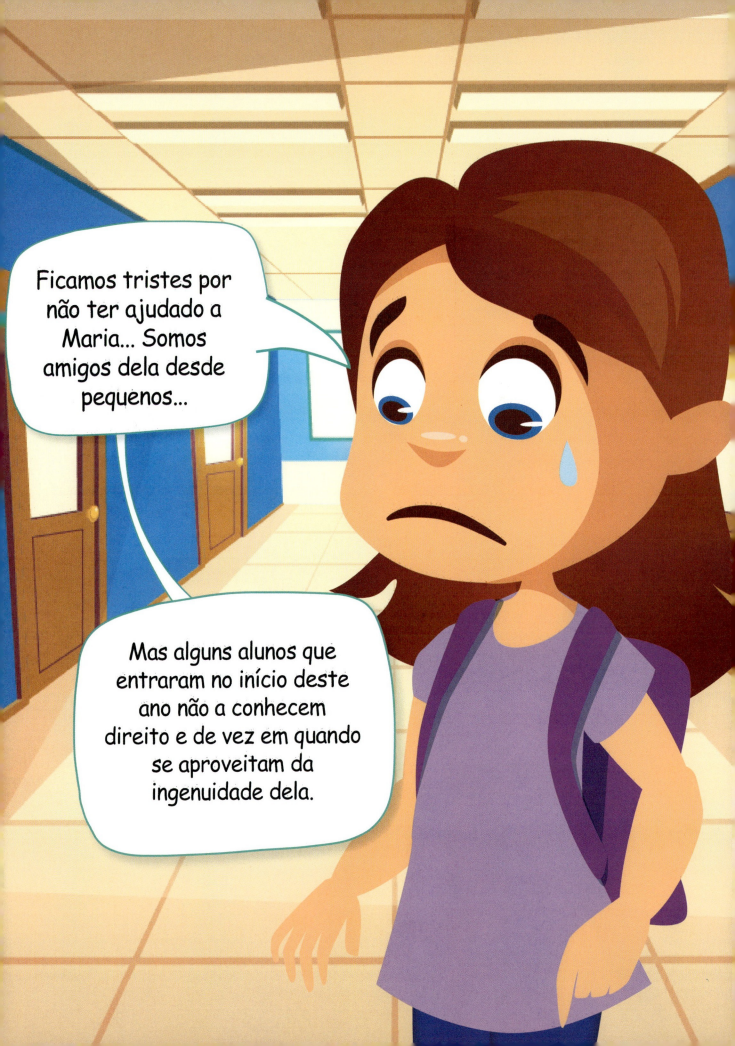

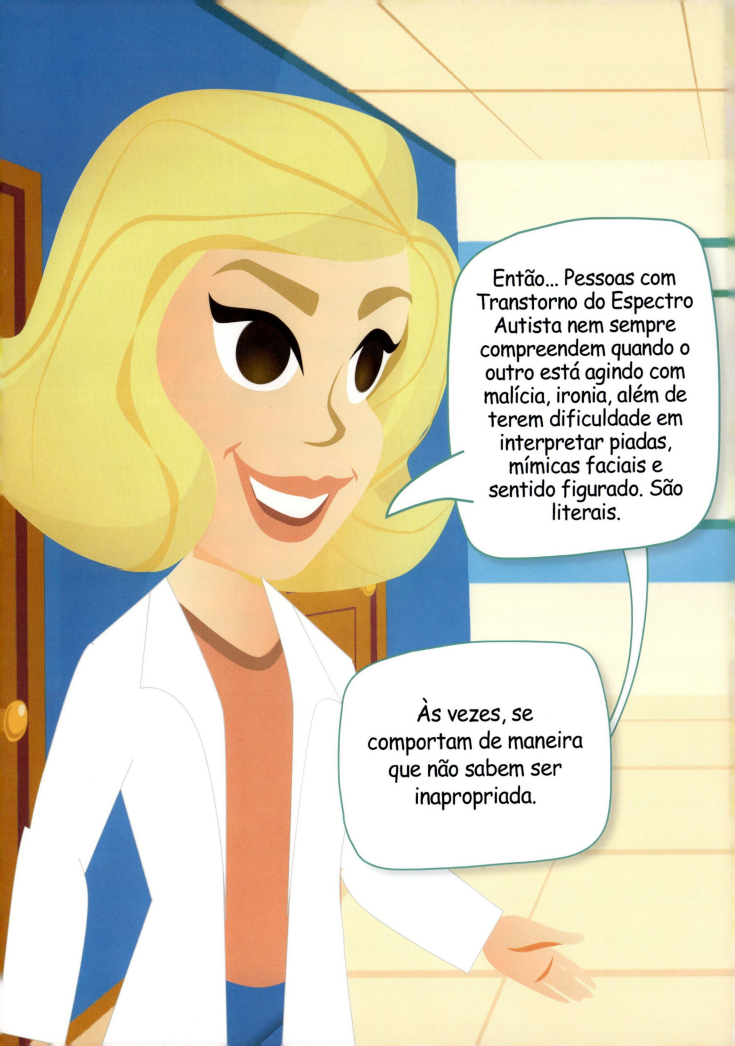

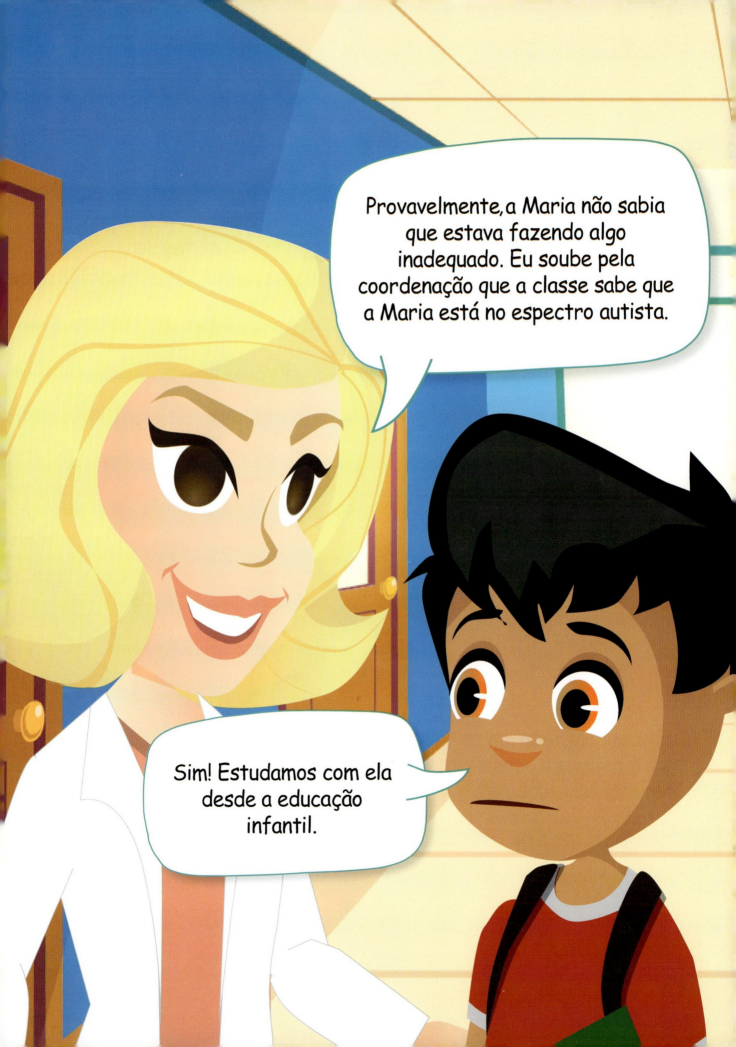

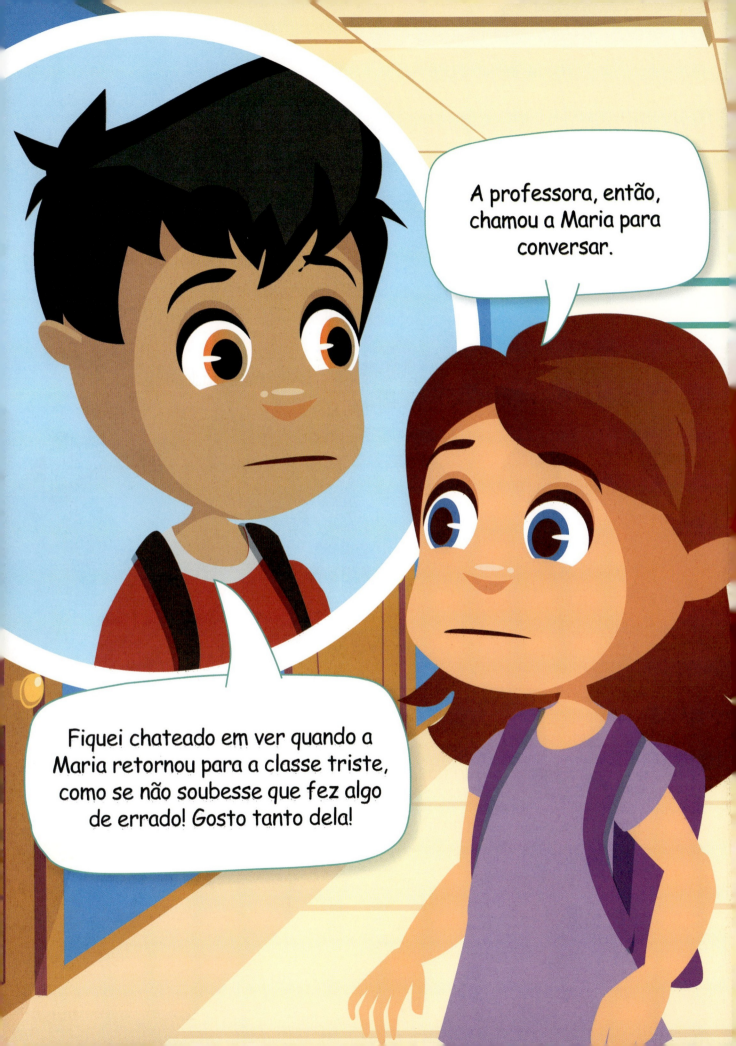

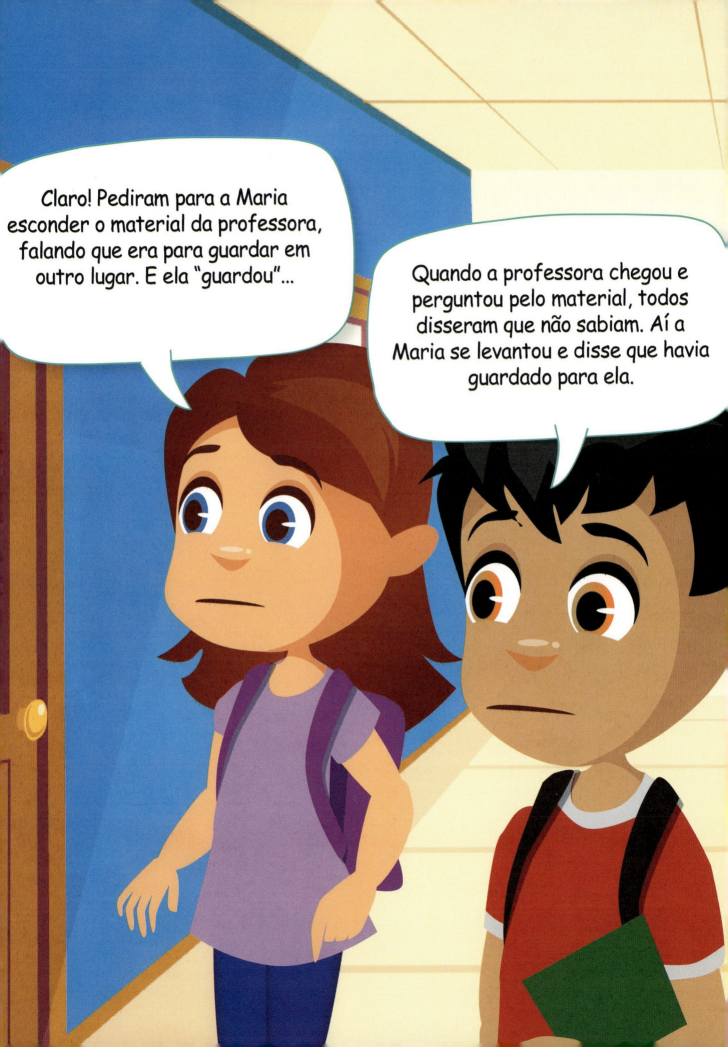

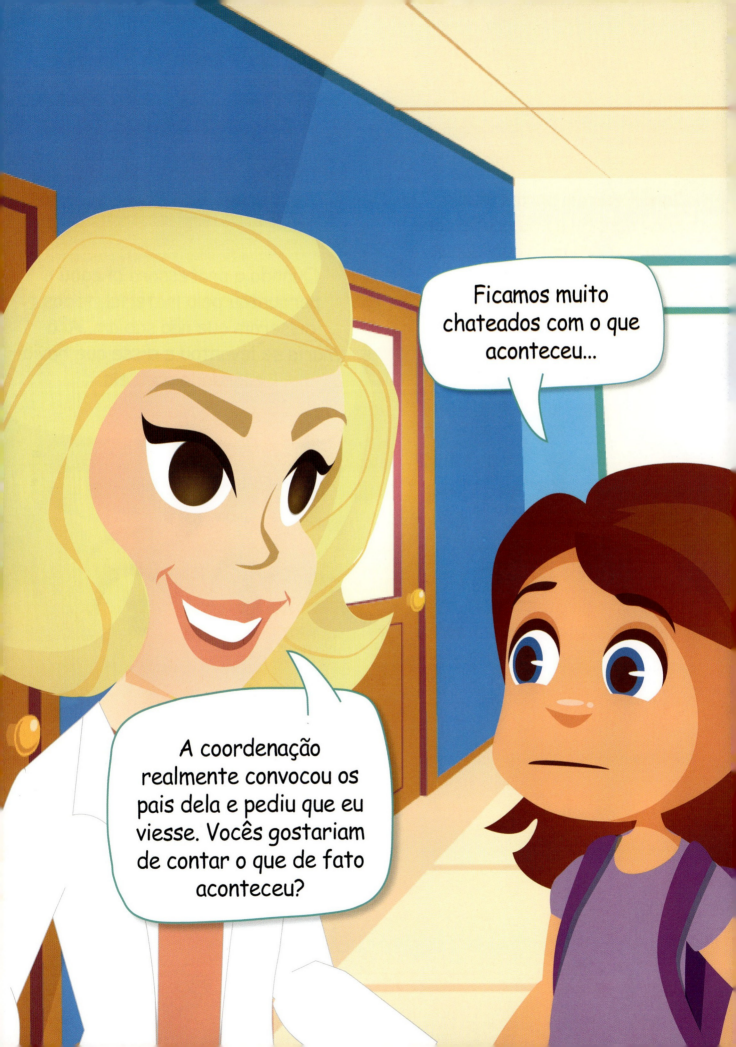

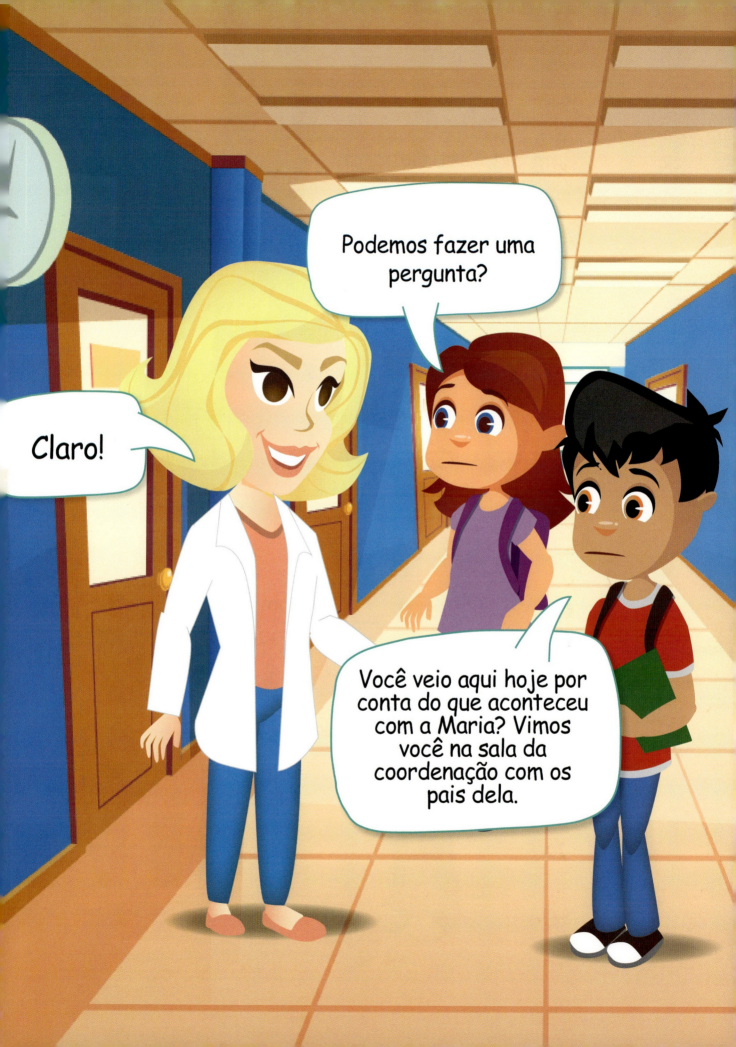

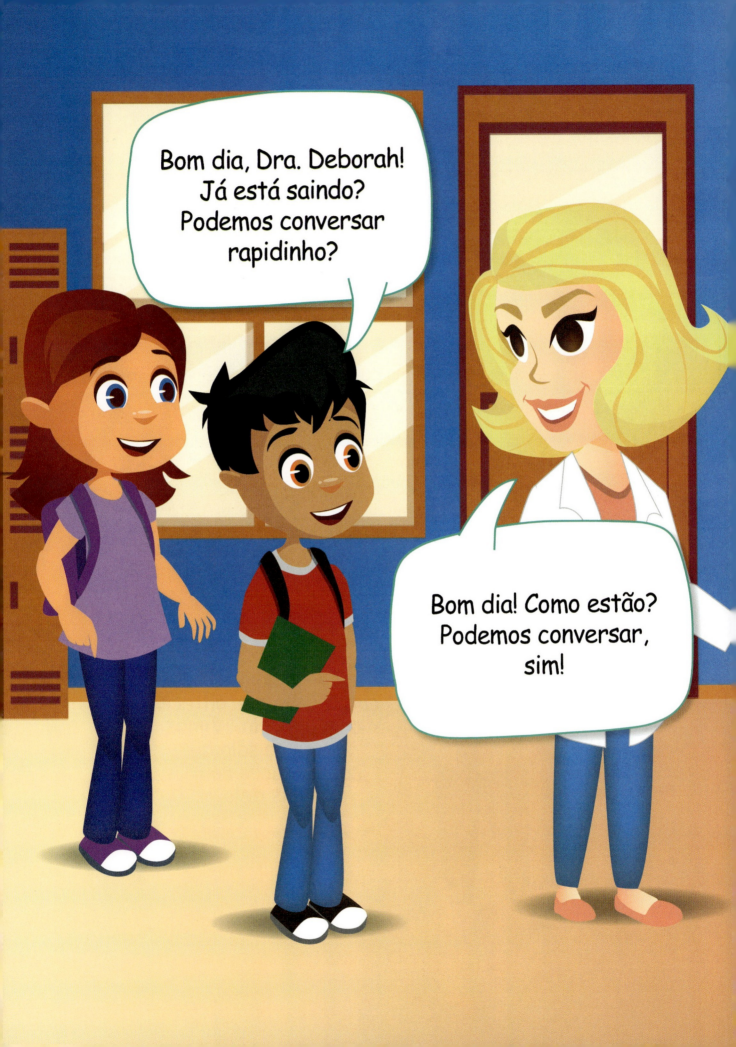

Compreender e acolher

Atividades físicas, rotina e previsibilidade também são importantes, e é fundamental o apoio dos pais ou cuidadores, da família, da escola e, especialmente na adolescência, dos amigos. Dessa forma, podemos proporcionar maiores habilidades e competências para o enfrentamento de tudo que envolve a adolescência e preparar esses jovens para a vida adulta.

É essencial que as pessoas do convívio acreditem no potencial desses adolescentes, e que possam ser trabalhadas constantemente estratégias para que eles atinjam o máximo de ganhos e conquistem cada vez mais independência e qualidade de vida.

Esses adolescentes precisam ser ouvidos, devem ter seus sentimentos validados e devem participar, na medida do possível, de tudo o que diz respeito à vida deles, estando ao lado dos pais/cuidadores, por exemplo, em consultas e reuniões escolares, entre outras ocasiões.

Os pais, a família, certamente estarão sempre presentes para um diálogo, mas, nessa fase, diferentemente da infância, os amigos ocupam um grande espaço em suas vidas, o que reforça a importância de falarmos sobre o TEA para outros adolescentes.

Pensando em tudo isso, este livro segue com uma história que coloca em pauta possíveis características do Transtorno do Espectro Autista na adolescência, numa situação hipotética associada ao contexto escolar. O intuito é que ela possa ser compartilhada entre os adolescentes, especialmente os que não estão no espectro, favorecendo a compreensão e, consequentemente, maior inclusão e empatia.

consideração importante em ambientes clínicos e de pesquisa. Os médicos e outros profissionais devem estar cientes da possibilidade de camuflagem durante suas avaliações, bem como da forte associação entre TEA e impactos negativos na saúde mental (Hull et al., 2020).

Ter conhecimento sobre esse conceito é, portanto, essencial para lançar um olhar ainda mais atento e integral às meninas e mulheres com autismo e, inclusive, àquelas que ainda não receberam seu diagnóstico de TEA mas apresentam dificuldades expressivas nas situações sociais, além de quadros relacionados a sofrimento psíquico.

Acompanhamento do adolescente com TEA

A adolescência, portanto, para aqueles que estão no espectro autista, devido a inúmeras particularidades, é uma fase em que se aumentam os riscos para transtornos psiquiátricos, como transtornos de ansiedade, depressão, transtorno obsessivo compulsivo, transtorno fóbico-ansioso, transtorno bipolar e esquizofrenia, entre outros. Por isso, é essencial que exista um olhar atento para comorbidades, pois o não reconhecimento e a falta de tratamento desses transtornos costumam agravar aspectos comportamentais do espectro autista ou até mesmo causar a impressão de que esse adolescente não está respondendo satisfatoriamente aos tratamentos.

As intervenções na adolescência devem continuar sendo multiprofissionais, com ênfase nas terapias comportamentais e treino de habilidades sociais, sempre de acordo com as singularidades de cada adolescente.

Compreender e acolher

Importante reforçar que a camuflagem social contempla tanto o uso de técnicas conscientes como inconscientes e, de toda maneira, no contexto do TEA, exige um esforço cognitivo considerável para "mascarar", assimilar ou compensar esses comportamentos do espectro autista, gerando constantemente exaustão emocional e física, impactando com frequência em sofrimento psíquico. Muitas mulheres autistas relatam que, após se esforçarem para camuflar características autistas, apresentam crises emocionais devido à percepção de situações sociais como "perturbadoras" (Bargiela et al., 2016). Na prática clínica, observamos que não são raros os casos de meninas adolescentes que se apresentam com quadros de ansiedade, depressão e/ou estresse, por exemplo, e, quando se submetem a uma avaliação especializada, recebem o diagnóstico de TEA já com comorbidades.

O conceito de camuflagem social, portanto, essencialmente carrega uma contrariedade. Ao mesmo tempo em que se configura como uma ferramenta adaptativa, para que uma pessoa com TEA consiga "se integrar melhor" à sociedade, tende a levar a experiências extremamente negativas de ansiedade, estresse, depressão, baixa autoestima, exaustão emocional, pensamentos suicidas (Cassidy et al., 2018) e Burnout (Raymaker et al., 2020); e, com níveis mais baixos de saúde mental, a socialização naturalmente é prejudicada em vários âmbitos de vida.

Sendo a camuflagem social uma parte relativamente comum das experiências cotidianas de indivíduos autistas sem deficiência intelectual, especialmente entre meninas/mulheres, essa passa a ser uma

Capítulo 3

Camuflagem social e autismo entre o público feminino

Um conceito importante a ser observado no contexto da adolescência – fase em que se aumentam as demandas sociais –, e especialmente entre o público feminino, é a camuflagem social, termo que se refere a um conjunto de estratégias desenvolvidas pelo próprio indivíduo com TEA a fim de "camuflar"/"mascarar" comportamentos característicos do espectro autista, com o objetivo de se adaptar melhor e atender às expectativas dos mais diversos contextos sociais (Hull et al. 2017; Lai et al. 2011).

Apesar de a camuflagem poder ser adotada por ambos os sexos, o que se observa na prática clínica e em estudos é um predomínio em meninas/mulheres sem deficiência intelectual (TEA nível 1 de suporte). Isso porque, o cérebro feminino – mais social, com maior capacidade para empatia e habilidades comunicativas – e os comportamentos socialmente esperados favorecem a camuflagem, consequentemente, tornando mais difícil o diagnóstico de TEA entre o público feminino.

A camuflagem social pode se apresentar de três maneiras: compensação (prevê copiar comportamentos e falas, criar um roteiro de uma possível interação social etc.); mascaramento (monitoração das próprias expressões corporais e faciais, a fim de não demonstrar que a interação social está exigindo um esforço desgastante) e assimilação (que prevê atuação em determinado contexto social, por meio de estratégias, comportamentos e até mesmo de outras pessoas, para passar a impressão de que a interação social está sendo feita) (Hull et al., 2018).

Compreender e acolher

exatamente o que estão sentindo ou como se comportar. É importante oferecer apoio e ajuda necessária com orientação adequada e especializada em todas as situações.

Relacionamentos amorosos – quando saudáveis e baseados no respeito – não são só possíveis para pessoas com TEA, como, também, enriquecedores. É essencial que o(a) companheiro(a) seja cúmplice e busque compreender melhor o espectro autista, ir junto a terapias, consultas, entre outros compromissos, caso haja concordância entre as partes. Relacionamento é decisão e, quando ambos estão dispostos a fazer dar certo, flui melhor.

Muitos acabam dando preferência a criar laços com outros adolescentes no espectro. Certamente, conviver com aqueles que compartilham de vivências semelhantes pode trazer algum conforto e até mesmo uma sensação de pertencimento, porém é desejável que eles se sintam e sejam incluídos efetivamente. Ter amigos ou relacionamentos amorosos com quem não está no espectro lhes mostrará realidades diferentes em diversos aspectos, mas, ao mesmo tempo, evidenciará que todas as pessoas têm seus próprios desafios e que absolutamente ninguém experimenta uma vida sem frustrações ou obstáculos nos relacionamentos, o que contribui para a compreensão de que não estão sozinhos em meio às suas incertezas e medos.

Quanto mais oportunidades de relacionamento saudável esses adolescentes tiverem, maiores serão suas possibilidades de desenvolvimento de habilidades emocionais, sociais, cognitivas e afetivas.

Capítulo 3

Relacionamentos interpessoais podem ser árduos e, muitas vezes, desgastantes. Adolescentes com TEA podem aprender estratégias de habilidades sociais para relacionamentos de amizade ou amorosos, como compreender regras sociais, "jogos de sedução" e flertar, responder às interações, se comportar, porém, nem todos se sentem confortáveis com isso e consideram, por vezes, ser um grande "peso" usar uma "máscara", não poderem se relacionar ou se sentir amados por serem eles mesmos. Nesse sentido, ter amigos que os compreendam, os respeitem e amem exatamente como são influenciará positivamente em suas vidas.

As repostas atípicas sensoriais, quando presentes, podem ser um grande desafio. Um beijo, um perfume, o toque podem se tornar barreiras, especialmente na intimidade.

Muitos adolescentes no espectro autista desejam se relacionar amorosamente e têm o direito de vivenciar esse tipo de relacionamento. É importante conversar sobre todos os aspectos que envolvem um relacionamento amoroso e sobre como lidar com possíveis frustrações, o que contribui para maior amadurecimento e autoestima.

Todos nós nos relacionamos com pessoas diferentes. Relacionar-se é compartilhar a própria vida com outra pessoa que tem hábitos diferentes do nosso. É preciso encontrar o equilíbrio, o que exige diferentes habilidades que devem ser construídas ao longo da vida. Se pensarmos no contexto do TEA, vamos entender quanta superação pode ser necessária.

É fato que há também adolescentes no espectro com maiores comprometimentos, que podem sentir desejo, porém sem compreender

Compreender e acolher

Prejuízos na intenção e iniciativa comunicativa comprometem diálogos mais saudáveis. Muitas vezes, a conversa é mais para demanda própria do que para compartilhar algo do interesse ou se interessar pela fala do amigo, familiar ou do professor. Devido à dificuldade e ao desinteresse em compartilhar ideias e sentimentos, esses adolescentes podem ser interpretados como "distantes", rudes, o que também prejudica a socialização.

Podem demonstrar falta de interesse em ir a festas, atividades coletivas, o que, muitas vezes, causa estranhamento nos colegas. Alguns adolescentes com TEA, por vezes, desejam ir a eventos, mas sentem medo, podendo inclusive apresentar sintomas fóbicos, como taquicardia, dor abdominal, sudorese.

Alterações no processamento sensorial, comumente presentes em pessoas com TEA, como aversão ao toque, hipersensibilidade a determinados odores ou ruídos, também podem trazer prejuízos para o convívio social e relacionamentos.

Dificuldades na reciprocidade socioemocional, na compreensão de pistas sociais simples ou complexas e em compreender e executar comportamentos apropriados são grandes desafios enfrentados pelos adolescentes com TEA. Existe a questão de muitos serem "sinceros de mais", a ponto de magoarem e não perceberem, ou seja, não terem aquele "traquejo" tão essencial aos relacionamentos.

Os comportamentos repetitivos, ingenuidade, baixa autoestima também podem interferir.

Capítulo 3

Na adolescência, há um maior desejo de se parecer e comportar como os pares.

Pode ficar evidente nos adolescentes com TEA, principalmente nos que estão no nível 1 e naqueles que estão no nível 2 de suporte (porém, são mais funcionais), uma grande necessidade de "se sentirem aceitos" pelos amigos, de pertencerem a um grupo social, com consequente medo da rejeição. Começam ainda a existir o desejo e a curiosidade de se relacionarem amorosamente nessa fase.

Prejuízos no contato visual podem ser interpretados por amigos, familiares e professores como desinteresse.

Adolescentes com TEA são mais literais, com dificuldades na compreensão de sentido figurado, piadas e metáforas, o que pode acarretar prejuízos nos relacionamentos interpessoais.

Interesses restritos e hiperfoco em determinada área do conhecimento podem afastá-los ou diminuir oportunidades de convívio social. Porém, se conhecermos as particularidades de cada adolescente, podemos utilizar desses interesses restritos para inseri-lo em contextos sociais e, inclusive, ajudar nos relacionamentos e na autoestima.

Capítulo 3

Os relacionamentos e o desejo de pertencerem a um grupo

Capítulo 2

Há também aqueles que chegam a essa etapa da vida com diagnósticos equivocados. Vale destacar o Transtorno do Déficit de Atenção e Hiperatividade (TDAH), que pode atrasar em até cinco anos um diagnóstico correto de TEA.

Essencial ainda ressaltar que, quando fazemos um diagnóstico de TEA na adolescência, tem que ficar muito claro que os sintomas e as características já estavam presentes nos três primeiros anos de vida, mesmo que sutis ou mascarados por estratégias sociais aprendidas.

No TEA, a intervenção precoce é palavra-chave. Mas, e quando não foi possível intervir precocemente porque o diagnóstico se deu tardiamente? Essa é um questionamento comum na prática clínica.

E a principal resposta é: nunca é tarde para começar! Falamos muito em aproveitar as oportunidades da primeira infância, porque sabemos que o cérebro é mais plástico nessa faixa etária, mas isso não deve ser motivo para acreditar que "é tarde demais". O cérebro humano não deixa de aprender, tendo capacidade constante de fazer novas conexões neuronais, de se moldar especialmente no seu funcionamento.

Assim, devemos continuar lutando por diagnósticos e intervenções precoces! Porém, quando esse não for o cenário, devemos seguir com coragem e determinação acreditando, sim, nas inúmeras oportunidades de desenvolvimento.

contar sobre alguma situação desconfortável, exatamente por desejar fazer parte do grupo.

Associados ou não ao bullying, o maior desejo de pertencimento dessa fase e o reconhecimento das próprias dificuldades são ainda fatores de risco para comorbidades psiquiátricas entre adolescentes com TEA, além da predisposição genética. Transtornos de humor (especialmente depressão), ansiosos e fóbicos são comuns, porém, muitas vezes, subvalorizados.

Já se sabe que aproximadamente metade dos indivíduos com TEA e depressão foram diagnosticados com TEA somente após receberem um diagnóstico de depressão. Isso ressalta que, apesar do aumento da conscientização, muitos indivíduos com TEA, especialmente aqueles sem comprometimento cognitivo, recebem um diagnóstico tardio, muitas vezes depois de passarem por outros transtornos psiquiátricos.

Diagnóstico tardio

Importante observar que, na adolescência, teremos adolescentes com TEA que foram diagnosticados precocemente, que já estão em intervenções; e, também, aqueles que estão recebendo seu diagnóstico somente nessa fase.

Os que recebem o diagnóstico mais tardiamente geralmente estão no nível 1, são mais funcionais, mas, diante do aumento das exigências e demandas sociais da fase, alguns comportamentos do espectro (que até então se apresentavam mais sutis) acabam por ficar mais evidentes para seus pais e cuidadores e até mesmo para alguns profissionais que não têm um olhar calibrado para essas sutilezas. Especialmente as meninas no espectro mais funcional acabam tendo seu diagnóstico mais tardiamente.

Capítulo 2

Ter uma vida profissional adequada às próprias capacidades e aos objetivos é importante para a realização de qualquer pessoa (estando ela no espectro ou não). Muito além de permitir manutenção financeira, estar inserido no mercado de trabalho possibilita fortalecimento da autoestima e do senso de responsabilidade, prevê a superação constante de desafios e novos aprendizados, oferece maior sensação de pertencimento, socialização e qualidade de vida.

Vulnerabilidade

Os adolescentes no espectro autista costumam ser mais imaturos e até mesmo ingênuos. Dessa forma, precisamos estar atentos para que não sofram abusos por parte de colegas e outras pessoas. Características inerentes ao espectro autista, associadas à impulsividade e ao desejo de pertencimento da fase, à super-racionalidade e à necessidade de recompensa, podem deixá-los ainda mais vulneráveis a riscos, bem como ao bullying.

As possíveis consequências de bullying no contexto do TEA são: crises mais intensas e frequentes; maior recusa em frequentar ambientes com demanda social; queda do aproveitamento nas terapias e na escola; distúrbios de sono e alimentares; medo excessivo; agravamento das estereotipias; comorbidades como ansiedade, depressão, pensamentos suicidas, entre outras. O impacto na autoestima, socialização, aprendizado, saúde mental e qualidade de vida do adolescente e de suas famílias pode ser devastador, o que pede um olhar muito atento por parte dos pais/responsáveis, educadores, profissionais da saúde, além de medidas de combate/prevenção a esses atos envolvendo toda a sociedade (e, em especial, as escolas). Muitas vezes, o adolescente tem medo de precoces e especializadas; capacidade de comunicação; presença de deficiência intelectual e comorbidades (outras condições) associadas.

Mercado de trabalho

A inclusão do autista no mercado de trabalho é garantida pela Lei 12.764 de 2012. Porém, na prática, ainda há muito que ser conquistado. Estratégias no sentido de preparar o jovem para o mercado de trabalho devem ser iniciadas já na adolescência, especialmente entre os adolescentes mais funcionais, levando em conta que hoje, infelizmente, mais da metade dos adultos com TEA estão fora do mercado de trabalho, configurando um cenário que precisa ser mudado.

Devem ser trabalhados desde cedo talentos e aptidões relacionados ao mercado do trabalho, sempre respeitando características individuais do adolescente com TEA, o que pede um olhar sensível por parte de todos os envolvidos.

Mais uma vez a informação difundida é determinante para que exista uma verdadeira conscientização e maior envolvimento da sociedade também nesse propósito. É necessário que haja uma quebra de estereótipos: as empresas/os empregadores, muitas vezes, acreditam que, empregando uma pessoa com TEA, estarão diante de alguém com altas habilidades, hiperfocada ou, no outro extremo, uma pessoa que seria pouco produtiva. E essa não é a realidade, pois o espectro é muito amplo. É preciso capacitar a equipe, incentivando o respeito às individualidades. Muitas vezes, pode haver necessidade de acomodações/adaptações no local, na rotina, no modo de trabalho para que o indivíduo com TEA esteja, de fato, integrado. A responsabilidade não termina quando a empresa decide contratar.

Capítulo 2

veis e roteirizados. Necessitam, assim, de melhor mediação, muita intervenção e apoio.

De uma forma geral, adolescentes com TEA nível 1 ou 2 podem apresentar dificuldades de aprendizagem em algum conteúdo, ao mesmo tempo em que podem se destacar em outro.

Para os adolescentes com Transtorno do Espectro Autista nível 3 de suporte, os comprometimentos são ainda maiores e nas mais diversas áreas. Suas dificuldades com relação à linguagem receptiva e expressiva são mais importantes, sendo a grande maioria não verbal. Geralmente apresentam deficiência intelectual, o que torna ainda mais difícil discriminar situações. Essas características acentuam as dificuldades em compreender suas mudanças físicas, hormonais, comportamentais, de afeto e emoções.

A tendência à agressividade e impulsividade – próprias dessa fase – acaba por se apresentar de maneira mais evidente, e comportamentos disruptivos e/ou autolesivos podem ser mais observados no nível 3 de suporte, assim como as estereotipias e os comportamentos estereotipados e roteirizados, que podem se agravar em intensidade e frequência. Há maior dependência para atividades de vida diária, como alimentar-se, tomar banho, escovar os dentes, se vestir e despir, entre outras.

Conquistar independência e autonomia é um dos principais objetivos no acompanhamento dos adolescentes no espectro autista, principalmente para aqueles que se encontram no nível 3 de suporte.

Como um adolescente com TEA irá se comportar e lidar com seus desafios, especialmente os relacionados a habilidades sociais, depende de algumas variáveis como: ter recebido ou não diagnóstico e intervenções

Compreender e acolher

A sexualidade é uma dimensão presente e um direito de todas as pessoas, com deficiência ou não. Uma comunicação efetiva e o suporte dos pais/cuidadores e da escola são fundamentais para que esses adolescentes se sintam seguros e capazes de lidar com essa etapa da melhor maneira possível.

A higiene pessoal e os cuidados íntimos devem ser enfatizados e são importantes para o desenvolvimento da autoimagem, autoestima, da capacidade de adequação social e do sentimento de posse do corpo.

O adolescente com TEA e os níveis de gravidade

Considerando os níveis de gravidade do espectro autista, é possível ter uma base dos principais desafios que poderão surgir e merecem atenção na adolescência.

Adolescentes com Transtorno do Espectro Autista nível 1 de suporte geralmente conseguem acompanhar o conteúdo pedagógico com pouca ou nenhuma adaptação, entrar na faculdade, se relacionar, contando com o apoio necessário. Apresentam uma compreensão melhor de si mesmos, das pessoas e do ambiente que os cercam, dessa forma, costuma haver um desejo maior de se vincularem e pertencerem a algum grupo social.

Os adolescentes com TEA nível 2 de suporte costumam necessitar de adaptações constantes na escola (com material e currículo adaptados), apresentam uma limitação maior em compreender o outro, regras e códigos sociais; mais dificuldades em relação aos relacionamentos com familiares, amigos e/ou amorosos; comportamentos mais inflexí-

Capítulo 2

pequenos aumentos já são suficientes para que copiem ou desejem copiar comportamentos de seus pares.

O adolescente se depara também com mudanças em seu corpo e com novas sensações de prazer. Em meninas, de dois a dois anos e meio antes da menarca, o corpo já começa a se transformar. Essa fase pode ser assustadora para algumas adolescentes, assim como seus próximos ciclos menstruais, por questões sensoriais e comportamentais. Elas precisarão aprender a lidar com percepções sensoriais da menstruação, do absorvente; com cólicas, mudanças de humor e muito mais. Entre os meninos, a puberdade começa por volta dos 10 a 14 anos e dura cerca de 3 anos. Com o aumento dos andrógenos, em especial a testosterona, a genitália começa a se desenvolver para uma genitália adulta; aumentam-se os pelos do corpo; a voz passa a engrossar; eles ficam mais impulsivos, podendo responder às dificuldades de compreensão de maneira agressiva, especialmente aqueles com maior rigidez cognitiva e dificuldade de controle inibitório.

Por tudo isso, antes mesmo da adolescência, meninos e meninas com TEA devem ter acesso a estratégias claras de orientação sexual com diversos objetivos, recebendo informações sobre suas mudanças físicas, hormonais e códigos de comportamento sexual, como ereção, libido, sexo, masturbação, menstruação, prevenção de gravidez indesejada, abuso sexual, o que é ou não permitido em público ou privado, doenças sexualmente transmissíveis, entre outras questões associadas. Pessoas no espectro autista podem compreender e aprender melhor por meio de pistas visuais, dessa forma, usar essa estratégia pode ser útil também nesse propósito.

É necessária atenção especial à possibilidade de comportamentos hiperssexualizados nessa fase.

Compreender e acolher

Na adolescência, para os jovens, com Transtorno do Espectro Autista ou não, há um embotamento do sistema de recompensa (mediado pelo neurotransmissor dopamina), o que explica alguns comportamentos, como apatia e sensação de tédio, vivenciados por eles. A necessidade de sentir prazer, por ter recompensas imediatas, experiências moduladas por emoções e a busca por novidades podem fazer com que se exponham a maiores desafios, prazeres consumíveis e potencialmente viciantes e situações de perigo.

Uma outra característica dessa fase é a super-racionalidade, que é a capacidade de pensar apenas em termos mais concretos, sem analisar todo o contexto. Com esse tipo de pensamento, o adolescente pode ser levado a considerar apenas os benefícios de suas ações e não os riscos e consequências.

Se pensarmos no contexto do TEA na adolescência, podemos entender que os comportamentos consequentes à super-racionalidade podem ser potencializados, uma vez que no espectro há maior rigidez cognitiva; dificuldades em abstrair, flexibilizar e interpretar seus próprios pensamentos, comportamentos e emoções, assim como os dos outros; dificuldades em compreender as consequências dos seus atos e em interpretar os sinais que os ambientes fornecem.

Por volta dos 15 anos, entre os adolescentes, há um aumento na atividade dos neurônios-espelho, neurônios que são ativados pela observação dos comportamentos dos outros para que esses possam ser replicados. Isso explica um pouco por que os adolescentes costumam "copiar" comportamentos de seus pares, querendo se parecer com eles, o que não é diferente naqueles que estão no espectro autista. Embora já se saiba que há uma hipoativação desses neurônios no TEA, mesmo

Capítulo 2

A adolescência é um período de grandes mudanças físicas, emocionais, neuroquímicas, maturacionais, hormonais e, consequentemente, uma fase de grandes desafios, mas também de ricas oportunidades para adolescentes, que estão no espectro autista ou não, prosperarem e desenvolverem inúmeras habilidades que serão importantes para a vida adulta.

A forma como nos relacionamos socialmente, pensamos criticamente, planejamos tarefas, tomamos decisões, resolvemos problemas e monitoramos nossas ações e emoções vai mudando e amadurecendo ao longo da vida e, em especial, na adolescência. A maneira como vivenciamos a adolescência, obtemos novos aprendizados e fortalecemos vínculos, impacta diretamente no restante de nossas vidas.

Época de transformações

A adolescência é uma fase delicada e importante quando pensamos especialmente nas particularidades do cérebro no Transtorno do Espectro Autista que, diante de uma significativa reestruturação, pode sofrer uma desorganização, impactando em comportamentos mais inapropriados ou maior introspecção, maiores dificuldades em relação à compreensão, socialização, flexibilidade e especialização de aprendizados.

O amadurecimento cerebral se dá com aproximadamente 24-25 anos, e esse amadurecimento naturalmente tardio poderia explicar a razão pela qual adolescentes tomariam decisões menos racionais e mais emocionais.

Capítulo 2

Adolescência e o Transtorno do Espectro Autista

quanto isso é podermos falar sobre essa condição para adolescentes com desenvolvimento típico, com a certeza de que estaremos, dessa forma, investindo na formação de jovens que poderão ser e fazer a diferença que tanto esperamos em uma sociedade inclusiva e solidária.

Crianças com TEA crescem, tornam-se adolescentes e adultos, podendo ter suas vidas positivamente transformadas. Sabemos que o diagnóstico e intervenções precoces são fatores preditivos para uma evolução mais favorável. Porém, temos também adolescentes recebendo seu diagnóstico somente nessa fase e é importante que todos acreditem no potencial de cada um e saibam que, mesmo com diagnósticos mais tardios, esses adolescentes podem aprender e conquistar uma melhor qualidade de vida.

Este livro pretende, assim, abordar sobre a adolescência e suas particularidades no espectro autista. Espera ser também um material para todos que tenham interesse em fortalecer a inclusão social a partir do entendimento do que é o Transtorno do Espectro Autista e do importante papel que vínculos saudáveis de uma forma geral exercem quando pensamos em uma sociedade mais empática e acolhedora.

Traz, em um segundo momento, uma história social, com linguagem clara, leve e acessível, para ser transmitida especialmente para adolescentes que não estão no espectro. Nesta história social, abordamos o ambiente escolar, um contexto comum a todos os adolescentes, que se torna um local de grandes oportunidades de aprendizados, não só pedagógico, mas de habilidades sociais, identidade, empatia, resiliência e respeito.

Capítulo 1

Introdução

O Transtorno do Espectro Autista (TEA) está constantemente em pauta na comunidade do autismo, o que é essencial no sentido de disponibilizar informações, possibilitar o empoderamento dos pais, cuidadores e da pessoa com TEA, além de promover uma rede importante de apoio. Todos aqueles que vivem o autismo se compreendem, se solidarizam, mas quem ainda não vive essa realidade pode ter uma visão minimalista, simplista e equivocada sobre o espectro e suas particularidades.

Oportunizar conhecimento e conscientização a respeito do TEA para aqueles que não estão no espectro é, portanto, uma necessidade, além de ser uma medida transformadora.

Nós, adultos, na função de pais, familiares, educadores, profissionais da saúde, podemos aprender mais sobre o TEA para, então, comunicar com maior domínio sobre essa condição. Muitos pais ficam apreensivos sobre falar ou não para seu filho que ele está no espectro autista. Conhecer a si mesmo, seus talentos, dificuldades e possibilidades é o melhor caminho. Entender o porquê de alguns comportamentos e desafios vivenciados costuma auxiliar no enfrentamento. Saber que – apesar das dificuldades – ele tem um universo a explorar e que, para isso, tem apoio, pode ser libertador e encorajador.

É certa a importância de adquirir conhecimento qualificado para poder dar o suporte necessário aos adolescentes no espectro. Tão importante

Capítulo 1

Aos pais, cuidadores, educadores, profissionais da saúde e afins: uma breve contextualização

Capítulo 1

Aos pais, cuidadores, educadores, profissionais da saúde e afins: uma breve contextualização

5

Capítulo 2

Adolescência e o Transtorno do Espectro Autista

9

Capítulo 3

Os relacionamentos e o desejo de pertencerem a um grupo

21

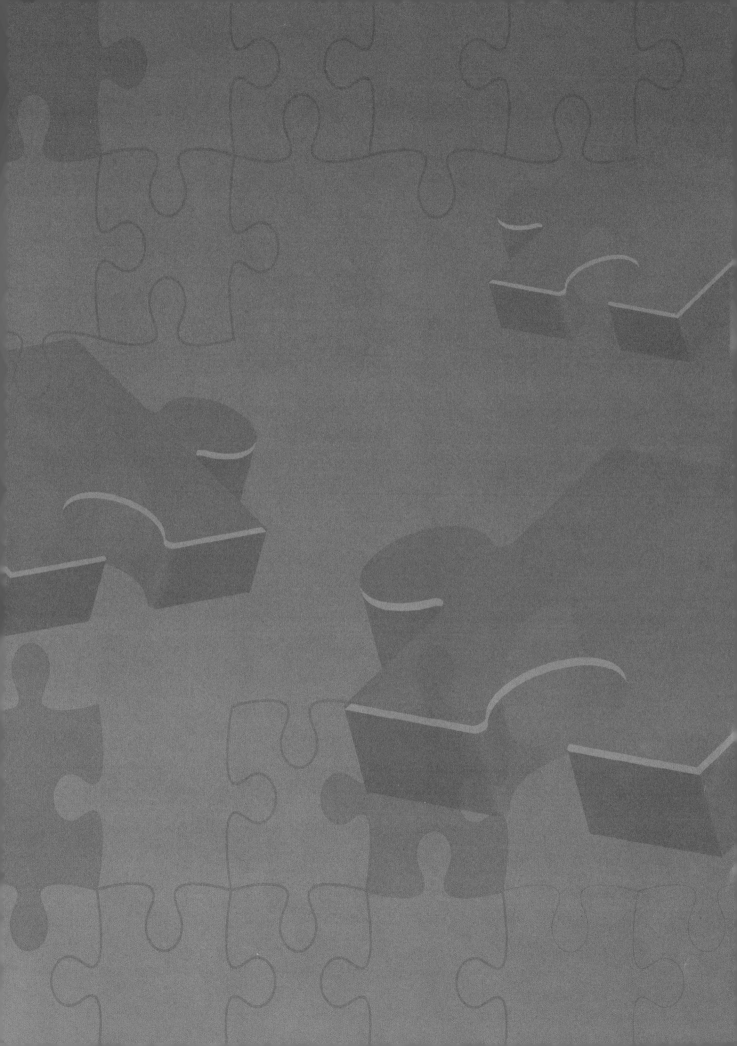

Compreender e acolher

Transtorno do Espectro Autista na Adolescência